Houssem Rhif

Marqueurs de l'inflammation bronchique chez les coureurs de fond

Houssem Rhif

Marqueurs de l'inflammation bronchique chez les coureurs de fond

Presses Académiques Francophones

Imprint
Any brand names and product names mentioned in this book are subject to trademark, brand or patent protection and are trademarks or registered trademarks of their respective holders. The use of brand names, product names, common names, trade names, product descriptions etc. even without a particular marking in this work is in no way to be construed to mean that such names may be regarded as unrestricted in respect of trademark and brand protection legislation and could thus be used by anyone.

Cover image: www.ingimage.com

Publisher:
Presses Académiques Francophones
is a trademark of
International Book Market Service Ltd., member of OmniScriptum Publishing Group
17 Meldrum Street, Beau Bassin 71504, Mauritius

Printed at: see last page
ISBN: 978-3-8416-3499-3

Zugl. / Agréé par: Sousse, Université de Sousse, Diss. 2011

Copyright © Houssem Rhif
Copyright © 2015 International Book Market Service Ltd., member of OmniScriptum Publishing Group
All rights reserved. Beau Bassin 2015

Table des matières

	Pages
Introduction	
Matériel et méthodes	
I. Type d'étude	3
II. Population d'étude	3
1. Critères d'inclusion	3
2. Critères de non inclusion	3
III. Méthodologie	4
A. Questionnaire	4
B. Déroulement de l'étude	4
I. Quantification du volume et de la charge d'entraînement	5
1. Définitions	5
2. Méthode de quantification	5
II. Détermination de la vitesse maximale aérobie (VMA)	6
1. Définition	6
2. Description du protocole	6
III. Épreuve d'exercice musculaire sub-maximale	7
IV. Épreuve de l'expectoration induite	7
1. Induction de l'expectoration	7
2. Traitement de l'expectoration	8
3. Analyse de l'expectoration	9
a. Analyse cytologique	9
b. Dosage des médiateurs de l'inflammation	9
c. Définitions et rôle des médiateurs cellulaires	10
✓ Histamine	10
✓ Leucotriènes	10
• Leucotriènes B4	10
• Leucotriènes E4	11
✓ Cytokines	11
• Facteur de nécrose tumorale (TNFα)	11
• Interleukine-8 (IL8)	11
V. Spirométrie	12
VI. Analyse statistique	12

Résultats

I. Caractéristiques des sujets	13
II. Quantification du volume et de la charge d'entraînement	13
1. Quantification du volume d'entraînement	13
2. Quantification de la charge d'entraînement	14
III. Épreuve de l'expectoration induite	15
1. Étude cytologique	15
2. Étude des médiateurs de l'inflammation bronchique	16
❖ Histamine	16
❖ Leucotriènes	17
✓ LTE4	17
✓ LTB4	18
❖ Cytokines	18
✓ IL8	18
✓ TNFα	19
IV. Étude de la fonction pulmonaire	21
V. Corrélations entre les taux des marqueurs de l'inflammation bronchique et la chute du VEMS	23

Discussion

A. Discussion de la méthodologie	25
I. Population à l'étude	25
II. Quantification de la charge d'entraînement	26
III. Technique de l'expectoration induite	26
1. Tolérance et reproductibilité de la méthode	27
2. Solution Saline Hypertonique (SSH)	28
a. Intérêt et mécanisme d'action	28
b. Concentration et durée de l'inhalation de la SSH	29
c. Durée et fréquence de l'induction	30
3. Type du Nébuliseur	30
4. Traitement de l'échantillon	31
a. Sélection de l'échantillon	31
b. Homogénéisation	32
c. Dosage des médiateurs de l'inflammation bronchique	33
B. Discussion de nos résultats	34
I. Poids de l'expectorât	34

II.	Analyse cytologique	34
III.	Étude des médiateurs de l'inflammation bronchique	40
	1. Histamine	40
	2. Cytokines (TNFα et IL8)	42
	3. Leucotriènes	45
IV.	Influence de l'exercice physique sur la fonction respiratoire	48
	1. Définition et prévalence de l'AIE et du BIE chez les athlètes	48
	2. Mécanismes de la bronchoconstriction induite par l'effort	52
	a. Influence de l'hyperventilation	52
	➢ Effets directs	53
	✓ Réchauffement et refroidissement des voies aériennes : Hypothèse thermique	53
	✓ Hyperosmolarité : Hypothèse osmotique	54
	➢ Effets indirects : Rôle de l'environnement	54
	✓ Air sec et froid	54
	✓ Exposition accrue aux allergènes	55
	✓ Exposition accrue aux polluants	55
	✓ Exposition au chlore : cas particulier des nageurs	56
	b. Autres mécanismes	57
	3. Facteurs influençant l'évaluation du BIE	57
	a. Techniques de l'évaluation du BIE	57
	b. Caractéristiques de l'exercice	58

Conclusion	59

Bibliographie
Annexes

DEDICACES

Nulle dédicace ne saurait exprimer mes profonds sentiments envers tous ceux pour qui je porte de l'affection, de l'amour et de la reconnaissance.
C'est à travers ces quelques simples mots que je dédie cette thèse.

À

Mes très chers parents TAHAR et FATMA.

Aucune dédicace ne saurait exprimer la profonde affection
et l'immense respect que je vous voue.
Aucun hommage ne pourrait être à la hauteur de vos sacrifices démesurés,
de l'amour, de la tendresse dont vous n'avez jamais cessé de faire preuve.
Je ne vous remercierais jamais assez pour tout ce que vous avez fait pour moi.
Je souhaite que cette thèse vous apporte la joie de voir aujourd'hui l'aboutissement de vos espoirs et j'espère avoir été digne de votre confiance pour tout ce que vous m'avez offert.
Je suis très fier d'avoir réalisé ce que vous avez tant espéré et attendu de moi.
Que ce modeste travail soit pour vous le témoignage de mon amour filial et l'exhaussement de vos vœux formules dans vos prières.
Vous qui attendiez voir arriver ce jour. J'espère que vous êtes fiers de la réussite de vos enfants : fiers de votre réussite.
Que Dieu le tout puissant vous préserve bonheur, prospérité et bonne santé et vous garde pour nous.

À

Ma très chère épouse MALAK et à mes très chères filles AYA et RANIM.

Mes anges et ma raison d'être.
Tout ce que je fais ne peut être accompli sans vous.
Vous avez toujours su me soutenir avec amour, bonté et tendresse.
Vous avez tant attendu ce moment que je vous offre avec tant d'amour.
Que ce travail soit le témoignage de mon amour éternel.
Que Dieu le tout puissant vous préserve.

À

Mes très chers frères AHMED et HAMZA et ma très chère sœur HOUDA

Très affectueux, serviables et généreux. Il n'y a pas meilleurs mots pour vous qualifier.
Je souhaite que vous trouviez dans ce travail l'expression de ma grande reconnaissance et mon profond attachement.
Que bonheur et union nous accompagnent dans cette vie.
Que Dieu vous donne le bonheur familial, le succès professionnel et un avenir radieux.

À
Ma grand-mère AICHA
Que ce travail soit le témoignage de mon amour, ma gratitude et ma reconnaissance pour tous tes sacrifices.
Que Dieu t'accorde bonne santé et longue vie.

À
La mémoire de mes grands-parents MUSTAPHA, ZAKIA et OUANÈS
« On ne meurt pas parce qu'on nous a enterré, mais on meurt parce qu'on nous a oublié ».

À
Mes beaux-parents et à tous mes oncles et tantes.
Votre modestie et vos qualités humaines ont toujours suscité notre estime et notre profond respect.

À
Tous mes amis, mes enseignants des études primaires, secondaires et universitaires.
En témoignage de ma gratitude pour tous les moments agréables que j'ai passé à côté de vous et pour tout ce que vous m'avez appris.

REMERCIEMENTS

Je remercie

Notre maître et président du jury Monsieur le Professeur **Mohamed BENZARTI**
Chef de Service de Pneumologie et Allergologie
CHU Farhat Hached Sousse

Notre maître et honorable juge Madame le Professeur **Monia ZAOUALI**
Professeur agrégé en Physiologie et Exploration Fonctionnelle
CHU Farhat Hached Sousse

Notre maître, et honorable juge Monsieur le Professeur **Fayçal KHACHNAOUI**
Professeur agrégé en Médecine Physique
CHU Sahloul Sousse

Notre maître, et honorable juge Madame le Professeur **Faten DEBBABI**
Professeur agrégé en Médecine du Travail
CHU Farhat Hached Sousse

Nous sommes très sensibles au grand honneur que vous nous faites en acceptant de juger notre thèse. En témoignage de notre profonde admiration pour vos qualités professionnelles.
Nous vous exprimant notre haute considération et notre profond respect.

Je tiens à remercier également notre maître, et directeur de thèse Monsieur le Professeur **Zouhair TABKA**. Chef de Service de Physiologie et d'Exploration Fonctionnelle du CHU Farhat Hached Sousse, pour avoir soutenu ce travail et m'avoir fait confiance en dirigeant cette thèse.

Je tiens à témoigner ma gratitude au Docteur **Haythem DEBBABI** Co-directeur de cette thèse qui a encadré ce travail et qui a su me guider avec beaucoup de sagesse.

Abréviations

AE : asthme à l'effort
AIE : asthme induit par l'exercice
BIE : bronchospasme induit par l'exercice
CVF : capacité vitale forcée
DTT : Dithiothréitol
EI : expectoration induite
EEM : épreuve d'exercice musculaire
FC : Fréquence Cardiaque
HRB : hyperréactivité bronchique
IL8 : interleukine 8
LTB4 : leucotriène B4
LTC4 : leucotriène C4
LTD4 : leucotriène D4
LTE4 : leucotriène E4
PNN : polynucléaires neutrophiles
PNE : polynucléaires éosinophiles
SSH : solution ou sérum salé hypertonique
TNFα : Tumor Necrosis Factor α
VEMS : volume expiratoire maximum seconde
VMA : vitesse maximale aérobie
VO$_2$ max : consommation maximale d'oxygène

Introduction

L'activité physique régulière, dans le cadre d'un mode de vie sain, est importante pour la santé et le bien-être de tous. Les bienfaits physiques, sociaux, émotionnels et cognitifs du sport et de l'activité physique sont bien documentés, y compris la possibilité de prévenir les maladies chroniques telles que les maladies cardio-vasculaires, le diabète, le cancer, l'hypertension, l'obésité, la dépression et l'ostéoporose [1, 2].

Le développement des activités physiques et sportives notamment le sport d'élite a été l'un des éléments les plus frappants de notre société contemporaine.

Il s'est avéré qu'un exercice modéré stimule le système immunitaire [3], dont le dérèglement par une activité sportive soutenue pourrait entraîner malheureusement certaines complications (rhinite, anaphylaxie et urticaire), ainsi que des troubles respiratoires induits par l'exercice (asthme et bronchoconstriction), qui peuvent détériorer la qualité de vie.

L'intensification des niveaux des efforts physiques en particulier au cours de l'entraînement, génère un état de stress pour l'organisme qui met en jeu plusieurs types de réponses métaboliques et endocriniennes qui entraînent des modifications du système immunitaire [4]. Ces effets sont amplifiés pour autant par le stress des compétitions et la fatigue d'une récupération incomplète.

On a assisté ces dernières années à la publication de nombreuses études qui ont attiré l'attention sur la plus grande prévalence des symptômes d'asthme et d'hyperréactivité bronchique chez les sportifs de haut niveau qui varie entre 2,8% et 60,7% en fonction de la discipline sportive [5].

Cette association entre l'effort physique et la survenue d'un asthme est la conséquence d'une bronchoconstriction et inflammation bronchiques transitoires en réponse à l'exercice physique.

En effet, maintes études faites auprès d'athlètes de haut niveau ont mis en évidence une augmentation des cellules inflammatoires (lymphocytes T, PNN, éosinophiles, macrophages...) au niveau des bronches avant, au cours et après l'effort [6]. Par ailleurs, l'efficacité démontrée des antileucotriènes dans le traitement de l'asthme induit par l'effort (AIE) permet de supposer la libération des leucotriènes au cours de cette affection [7].

Ainsi, la prévalence élevée d'affections respiratoires dont l'asthme et l'hyperréactivité bronchique (HRB) chez les athlètes endurants, l'augmentation des cellules inflammatoires au niveau des bronches des sportifs de haut niveau et l'amélioration de la symptomatologie asthmatiforme par les antagonistes des leucotriènes représentent des éléments qui suggèreraient la libération de médiateurs de l'inflammation dans les voies aériennes en réponse à un effort soutenu et intense.

Le but de notre étude était d'évaluer les effets de l'entraînement en endurance sur l'inflammation des voies aériennes. On s'est proposé alors :
- d'étudier la cellularité bronchique et de doser les médiateurs de l'inflammation, dans l'expectoration induite chez les coureurs endurants, durant une année sportive,
- et d'évaluer les éventuelles modifications de la fonction respiratoire.

Matériel et méthodes

I. Type d'étude :

Nous avons mené une étude longitudinale prospective au cours de l'année 2007 qui a porté sur tous les athlètes évoluant dans le club athlétique de Sousse.

d. Population d'étude :

Dans cette étude nous avons suivi une cohorte de 10 coureurs de fond ; tous des adultes volontaires. Chaque sujet participant à l'étude a reçu une information écrite détaillée sur les buts de la recherche et le protocole mis en œuvre et a signé un consentement écrit (Annexe 1).

✓ **Critères d'inclusion :**

Les athlètes de haut niveau (définis comme des sportifs participant à des compétitions), sont des hommes âgés de plus de 18 ans, non-fumeurs (ne fumant pas au moment de l'étude), faisant partie de la fédération sportive d'athlétisme et suivis professionnellement par un entraîneur.

✓ **Critères de non inclusion :**

Tout sujet rapportant des antécédents de maladies respiratoires ou systémiques. Les rendez-vous sont reportés à une date ultérieure pour tous les sujets avec une évidence clinique d'une infection respiratoire mineure de type rhume ou grippe. Tous les sujets avec une quelconque condition pouvant interférer avec l'évaluation proposée étaient également exclus.

e. Méthodologie :

Notre démarche méthodologique a été basée sur une étude par questionnaire et un test d'exercice musculaire à charge croissante avec exploration fonctionnelle respiratoire et dosage des cellules et des médiateurs de l'inflammation bronchiques dans l'expectoration induite.

i. Questionnaire :

Un questionnaire a été administré à chaque sujet avant de commencer le protocole (Annexe 2). Plusieurs items ont été étudiés comportant les rubriques suivantes :
- ✓ Les antécédents familiaux et personnels d'allergie ou d'atopie ;
- ✓ Les antécédents personnels (médicaux et chirurgicaux) et les habitudes de vie (tabagisme…).
- ✓ L'intensité et la charge horaire totale d'entraînement
- ✓ L'état de la fonction respiratoire pendant ou après l'exercice physique.

ii. Déroulement de l'étude :

Notre étude a consisté de suivre des athlètes en effectuant 3 visites au cours des périodes de repos, précompétitive et compétitive de l'année sportive 2006/2007.
- Au cours de la première visite, une épreuve d'exercice musculaire (EEM) a été effectuée pour déterminer la consommation maximale d'oxygène (VO_2 max), la fréquence cardiaque (FC) et la fréquence respiratoire (FR) ;
- L'objectif de la deuxième visite était de déterminer la vitesse maximale aérobie (VMA) ;
- Au terme de la troisième visite, une EEM sub-maximale à 80% de la VMA et une épreuve d'expectoration induite (EI) ont été réalisées. Chaque candidat a eu également, une spirométrie simple au repos puis à 10 et à 35 minutes après l'exercice. A noter que l'induction de l'expectoration a été effectuée à 15 minutes de récupération après l'EEM sub-maximale.

I. Quantification du volume et de la charge d'entraînement :

1. Définitions :

- Endurance : c'est une activité physique qui atteint le seuil aérobie.
- Seuil aérobie : Il correspond à un effort musculaire de moyenne intensité située dans une fourchette comprise entre 70 et 80 % de la Fréquence Cardiaque Maximale et n'entraînant pas de gêne respiratoire.
- VO_2 max : c'est l'aptitude maximale de l'individu à capter l'oxygène, à le transporter et à l'utiliser au niveau musculaire. Il a été mesuré au laboratoire lors du test d'effort, le VO_2 max d'un coureur est exprimé en millilitre d'02 par kilogramme de poids et par minute (ml O_2/kg/mn) [8].

2. Méthode de quantification :

Le volume d'entraînement effectué (estimé par la charge horaire ou kilométrique) a été quantifié par questionnaire. Alors que l'intensité de l'exercice musculaire a été appréciée à partir de la FC.

La charge d'entraînement prend compte à la fois du volume de l'entraînement (durée de l'exercice) et de son intensité (FC).

La quantification de la charge d'entraînement a été calculée par la formule proposée par Morton et al en 1989 [9] :

Index d'entraînement = *[Durée d'entraînement (en mn)]* x
(Ua : unité arbitraire) *[Ratio ΔFC (sans unités)]* x
[$0,64^{e1,92\ Ratio\ \Delta FC}$].

- FC : Fréquence Cardiaque
- Ratio ΔFC = (FC à l'exercice - FC au repos)/ (FC max - FC au repos)

Cet index a été calculé à partir des données recueillies par l'athlète sur une semaine complète d'entraînement (dans le mois précédant le test de laboratoire).

La quantification de la charge d'entraînement a été effectuée à deux reprises durant la saison sportive [au début de la saison (Mois de septembre), et durant la période de compétition (Moi de mars)].

A chaque période, on a procédé à la détermination de la :
- ✓ Durée de l'exercice : en minutes (mn) ;
- ✓ Fréquence cardiaque maximale (FC max) en battement par minute (bt/mn) pendant l'entraînement ;
- ✓ Fréquence cardiaque minimale (FC min) en battement par minute (bt/mn) durant le repos ;
- ✓ Fréquence cardiaque moyenne (FC moy) en battement par minute (bt/mn).

Les différents paramètres et données de l'EEM ont été enregistrés par un cardiofréquencemètre de type polar (polar précision performance TM software version 3) et consignés sur une fiche synoptique établie à cet effet.

II. Détermination de la vitesse maximale aérobie (VMA) :

1. Définition :

Vitesse Maximale Aérobie (VMA) : C'est la vitesse de course maximale qu'un coureur peut soutenir en condition aérobie. On peut, en moyenne, tenir cette vitesse maximale durant six minutes. Elle est déterminée au laboratoire lors du test d'effort ou sur le terrain en courant le plus vite possible durant six minutes.

2. Description du protocole :

Une épreuve de course sur la piste du stade MAAROUF pour estimer la vitesse maximale aérobie (VMA) des athlètes a été effectuée le matin à 10 heures, un mois avant le test d'épreuve musculaire.

L'épreuve a commencé par un échauffement à faible vitesse (6 Km/h) pendant 10 min. Ensuite, la vitesse est augmentée de 0.5 Km/ par minute. Les vitesses de course étaient réglées au moyen d'une bande sonore (cassette VAMEVAL préenregistrée) émettant des sons à des intervalles réguliers. A chaque « bip », le sujet doit ajuster lui-même sa vitesse se retrouvant exactement au niveau d'une des bornes repère placées tous les 20 m sur une longueur de 400 m. Cet ajustement est facilement réalisable après un tour.

Le sujet doit s'efforcer de suivre le rythme imposé le plus longtemps possible. L'intensité de l'exercice augmente progressivement jusqu'à l'épuisement du sujet. Lorsque l'athlète ne parvenait plus à maintenir le même rythme notamment à courir assez vite pour terminer le palier qu'il doit atteindre ou de ne plus respecter la durée de course dans ce palier, l'épreuve était arrêtée et la VMA était déterminée à partir des données enregistrées.

III. Épreuve d'exercice musculaire sub-maximale :

L'exercice s'est déroulé au laboratoire de physiologie du CHU de F. Hached de Sousse. Les athlètes ont réalisé une EEM submaximale, d'environ de six minutes sur une bicyclette ergonomique, à 80% de leur VMA.

Les coureurs étaient équipés d'un cardiofréquencemètre préalablement programmé de façon à monitorer le déroulement de l'EEM à 80% de la VMA. Ce cardiofréquencemètre enregistre la fréquence cardiaque et signale toute diminution ou dépassement de la FC théorique à 80% de la VMA.

IV. Épreuve de l'expectoration induite :

1. Induction de l'expectoration :

L'induction de l'expectoration a été provoquée par l'inhalation de sérum salé hypertonique (SSH) sous surveillance médicale. Un nébuliseur ultrasonique portable de type Devilbiss (modèle 5500D-615, Etat-Unis), avec une décharge particulaire moyenne de 1,36 ml/minute, a permis de réaliser l'inhalation du sérum salé hypertonique (SSH) [10].

L'appareil est composé essentiellement d'une chambre de nébulisation dans laquelle on met de l'eau distillée, d'une coupelle au niveau de laquelle on verse la solution saline hypertonique (5%) et d'un embout buccal à travers lequel le sujet va aspirer l'aérosol.

La solution déposée dans la coupelle en partie immergée dans l'eau se transforme en petites particules sous l'action de la fréquence des ultrasons. Ces particules seront déposées dans les voies respiratoires.

Ainsi, le sujet inhale pendant 14 minutes l'aérosol de SSH à 5% généré par un embout buccal tout en portant un pince-nez. Après chaque période d'inhalation, un rinçage de la bouche et un mouchage du nez sont effectués afin d'éviter la contamination rhinopharyngée.

L'échantillon de l'expectoration est recueilli stérilement dans un tube conique de 50ml et traité immédiatement afin d'éviter le délitement des amas de matériel bronchique dans la salive.

2. Traitement de l'expectoration :

L'expectoration est versée dans une boite de pétri et posée sur un fond noir de façon à augmenter le contraste. Les amas de matériel bronchique ou « bouchon muqueux », qui ont été sélectionnés macroscopiquement, en les séparant de la salive, dans l'expectoration recueillie à l'aide de pinces fines, sont considérés comme provenant des voies distales.

Ces amas ont été déposés ensuite dans un tube conique et pesés à la balance de précision, après avoir peser auparavant le tube à vide afin de déduire le poids des bouchons muqueux en milligramme.

L'échantillon est incubé par la suite avec une solution tampon de phosphate (PBS) de pH égal à 7,4 et de volume égal à 8 fois la masse de cet échantillon (mg) en microlitres, le mélange est homogénéisé par un vortex pendant 30 secondes puis centrifugé à 3000 tours par minute pendant 20 minutes. On obtient alors un surnageant qu'on congèle à -20°C.

On ajoute au culot ainsi formé un agent mucolytique, le Dithiothréitol (DTT), de volume égal à 4 fois le poids du culot (mg) en microlitres. La suspension cellulaire est ensuite incubée dans un bain marie et agitée à une température de 25°C, toutes les 5 minutes à l'aide d'un vortex, pendant 15 minutes.

Afin d'arrêter l'effet mucolytique du DTT, on ajoutait la solution tampon phosphate (volume = 4 fois celui du mélange obtenu en microlites) à l'expectoration avec homogénéisation pendant 30 secondes. L'expectoration est ensuite filtrée sur filtre Nylon pour éliminer les débris de mucus et le filtrat est centrifugé à 2000 tours par minute pendant dix minutes. On obtient un culot de cellules pour l'examen cytologique et un surnageant qu'on congèle à -70°C pour effectuer le dosage des médiateurs de l'inflammation bronchique [11-13].

3. Analyse de l'expectoration :
a. Analyse cytologique :

L'analyse cytologique a été pratiquée après comptage des cellules vivantes et mortes par la coloration au bleu de trypan sur cellule de Malassez. Le comptage des cellules différentiées a été effectué après coloration «PAPANICOLAOU» au service d'anatomie de cytologie pathologique du CHU. Farhat Hached de Sousse pour les lames contenant plus de 200 cellules.

b. Dosage des médiateurs de l'inflammation :

Le dosage des médiateurs inflammatoire dans le surnagent de l'EI a été réalisé en utilisant des kits disponibles dans le commerce.

Les concentrations de l'histamine ont été évaluées par dosage radio-immunologique avec usage du kit (Immunotech SA, Marseille, France) ayant un seuil de détection de 0,02 ng/ml.

Le dosage de l'IL-8 et le TNF-α a été procédé par ELISA (kit : Immuno-Biological Laboratories, Hambourg, Allemagne). La limite inférieure de détection du test était respectivement de 5 pg/ml et 3,83 pg/ml.

Nous avons opté pour méthode immunoenzymatique pour apprécier les concentrations respectives des leucotriènes (LT) B4 et E4 par des kits (Cayman Chemical Company, Ann Arbor, MI, USA) qui détectaient les LTB4 et LTE4 à des taux respectifs supérieurs à 13 et à 25 pg/ml.

c. Définitions et rôle des médiateurs cellulaires :

✓ Histamine :

L'histamine appartient à la famille des amines biogènes, est un médiateur qui est stocké dans les granules cytoplasmiques des basophiles et des mastocytes. Elle provient de la décarboxylation de l'histidine (acide aminé qui se trouve sous forme lié aux pigments : hémoglobine, myoglobine), et elle se trouve liée à un protéoglycane (héparine ou chondroitine sulfate selon le type de cellules) dans le granule. L'histamine est libérée lorsque la cellule est activée par un complexe allergène-IgE, par une anaphylatoxine ou par la substance P.

C'est par l'intermédiaire des récepteurs H1 que l'histamine intervient dans la réaction inflammatoire. Les lymphocytes T, les polynucléaires, les basophiles et les mastocytes possèdent à leur membrane de tels récepteurs H1. L'histamine participe aux phénomènes de vasodilatation, d'augmentation de la perméabilité capillaire, d'œdème, de prurit, de production d'eicosanoïdes [14]…

✓ Leucotriènes :

Les leucotriènes dérivent du métabolisme de l'acide arachidonique (libéré à partir des phospholipides membranaires des cellules inflammatoires sous l'action des phospholipases A2) par la voie des lipooxygénases qui induisent la formation des LTB4, LTC4, LTD4 et LTE4 [15].

• Leucotriènes B4 :

Les LTB4 sont les plus importants des leucotriènes. Ce sont les agents chimiotactiques les plus puissants des polynucléaires et activent également les phagocytes.

- **Leucotriènes E4 :**

Les LTE4 appartiennent à la famille des leucotriènes cystéinés qui vont agir au niveau pulmonaire en générant des effets constricteurs et pro-inflammatoires bronchiques. Ces médiateurs sont mille fois plus puissants que l'histamine in vitro pour contracter une bronche humaine. Ils sont capables d'induire une hyperréactivité bronchique non spécifique qui est plus marquée pour le LTE4. Les LTE4 sont des médiateurs importants de l'infiltration en éosinophiles des bronches dans l'asthme. Ils provoquent également une contraction des cellules endothéliales des veinules post-capillaires, et augmentent ainsi la pression capillaire pulmonaire. Enfin, ils participent à l'inflammation neurogène par la libération des neurokinines à partir des terminaisons des fibres sensitives du système non adrénergique non cholinergique et de l'acétylcholine à partir des terminaisons vagales.

✓ **Cytokines :**

Les cytokines sont des glycoprotéines solubles agissant comme des médiateurs intercellulaires. Elles sont synthétisées et libérées par leurs cellules sous l'influence

de stimuli variés, et agissent avec des récepteurs membranaires spécifiques présents sur la surface des cellules cibles. Une même cytokine peut être produite par différents types cellulaires et agir sur un nombre important de cibles différentes. Au moins 40 cytokines ont été décrites à ce jour [16].

- **Facteur de nécrose tumorale (TNFα) :**

Le TNF existe sous deux formes : le TNFα et le TNFß. Le TNFα est produit par de nombreuses cellules : macrophages, monocytes, lymphocytes T et B, kératinocytes, mastocytes, polynucléaires neutrophiles, basophiles et éosinophiles, fibroblastes et cellules mésangiales, épithéliales...

- **Interleukine-8 (IL8) :**

L'IL8 est une chimiokine dont la propriété principale est d'attirer les leucocytes circulants vers un foyer inflammatoire. De nombreuses cellules stimulées par l'IL1 ou les TNFα (monocytes, macrophages, fibroblastes, cellules endothéliales, hépatocytes...)

produisent de l'IL8 qui provoque le chimiotactisme et l'activation des polynucléaires avec induction de la cyclooxygénase, de la lipooxygénase et de la NO-synthase.

V. Spirométrie :

Pour étudier l'effet de l'exercice sur la fonction respiratoire, chaque sujet a eu une spirométrie simple au repos puis à 10 et à 35 mn après l'exercice afin de dépister une éventuelle bronchoconstriction. Les mesures ont été effectuées par un spiromètre de type PAL, MINATO.

À noter que la spirométrie à 35 mn a été faite après l'épreuve de l'expectoration induite.

VI. Analyse statistique :

On a utilisé pour l'analyse de nos résultats les tests non paramétriques pour les échantillons non appariés de faible taille [n<30] (Test de Wilcoxon). La saisie et l'analyse des données a été faite grâce au logiciel STATISTICA 5.1. Le seuil de signification a été fixé à 5% (p<0,05).

Résultats

I. Caractéristiques de la population d'étude :

Tous les athlètes étaient de sexe masculin. Les différentes données anthropométriques sont illustrées dans le tableau I sous forme de moyenne et d'écart-type.

Tableau I : Données anthropométriques de la population d'étude.

	Moyenne (Écart-type)
Âge (ans)	21 (3)
Taille (cm)	176 (5)
Poids (kg)	63 (6)

II. Quantification du volume et de la charge d'entraînement :

1. Quantification du volume d'entraînement :

Le volume d'entraînement (estimé par la charge horaire d'entraînement par semaine ou le nombre de kilomètres parcourus par semaine) était déterminé par le questionnaire. Le volume horaire moyen et la distance moyenne parcourue par semaine étaient respectivement de 13 ± 2 h/semaine et de 72 ± 15 Km/semaine (Tableau II).

Tableau II : Volume d'entraînement.

	Moyenne (Écart type)
Charge horaire (h/semaine)	13 (2)
Nombre de Km/semaine (Km)	72 (15)
Expérience (ans)	4 (2)

Le volume moyen d'entraînement par semaine était de 498,8 mn± 61,9 au cours de la période précompétitive et de 476,6 mn ± 75,9 en période compétitive sans qu'il existe une différence significative (p = 0,48) (Tableaux III, IV et V)

2. Quantification de la charge d'entraînement :

Nous pouvons constater à partir des données de la cardiofréquencemétrie, que la FC max a sensiblement augmenté au cours de la période compétitive (FC max moyenne = 157,5 ± 50,5 bt/mn en période précompétitive ; FC max moyenne = 176,1 ± 8,1 bt/mn en période compétitive), suggérant dans ce cas une augmentation de l'intensité des efforts physiques fournis à l'entraînement (Tableaux III et IV).

En conséquence nous avons assisté à une augmentation de la charge d'entraînement qui est passée de 595 ± 131,3 pendant la période de précompétition pour atteindre 660,7 ± 171,2 en période compétitive sans qu'il y ait de différence significative (p = 0,35) (Tableaux III, IV et V).

Tableau III : Quantification de l'entraînement au cours du mois de Septembre.

Sportifs	FC min bt/mn	FC moy bt/mn	FC max bt/mn	Durée min (min/Semaine)	Charge d'entraînement (Ua/Semaine)
1	57,6	122,4	164,7	523	706,9
2	53,8	119	161,6	556	725,5
3	54,7	125	164,4	522	786,4
4	69,1	141,3	190,7	492	597,9
5	65,3	117,1	180,1	567	452
6	77,8	127	17,1	451	411
7	72,4	141,4	183,7	471	708,4
8	43,7	116,3	177,1	568	588,2
9	72,8	116,3	156,8	468	488,5
10	70,3	134,3	178,7	370	492,6
Moyenne (écart-type)	63,8 (10,8)	126,0 (9,8)	157,5 (50,5)	498,8 (61,9)	595,7 (131,3)

Tableau IV: Quantification de l'entraînement au cours du mois de Mars.

Sportifs	FC min (bt/mn)	FC moy (bt/mn)	FC max (bt/mn)	Durée (min/Semaine)	Charge d'entraînement (Ua/Semaine)
1	70,4	118,1	174	441	432,7
2	50,3	132,7	176,3	556	805,7
3	63,1	149,3	190,4	447	767,8
4	67,6	139,7	178,3	441	684,5
5	63,4	127,7	177,6	488	512,5
6	76,3	121,4	171,6	353	573,2
7	68	134,1	187,1	489	607,6
8	57,8	129,4	166,8	569	913,7
9	72,6	128,8	164,1	397	452,1
10	73,4	134	174,4	585	857,5
Moyenne (écart-type)	66,3 (7,9)	131,5 (8,8)	176,1 (8,1)	476,6 (75,9)	660,7 (171,2)

Tableau V: volume et charge de l'entraînement durant les deux périodes sportives.

		Pré-compétition	Compétition	p
Volume d'entraînement	Moyenne (Écart-type)	498,8 (61,9)	476,6 (75,9)	0,48
Charge d'entraînement	Moyenne (Écart-type)	595,7 (131,3)	660,7 (171,2)	0,35

III. Épreuve de l'expectoration induite :

1. Étude cytologique :

Le poids de l'expectoration induite a demeuré inchangé durant les différentes périodes de la saison sportive (p=0,71) (Tableau VI).

Tableau VI : Effet de l'entraînement sur le poids de l'expectoration induite.

Poids de l'expectoration induite (mg)	Repos	Précompétition	Compétition	p
Moyenne (Écart-type)	282,59 (127,45)	259,86 (179,38)	320,76 (189,39)	0,71

Les pourcentages des différentes cellules recueillies sont illustrés dans le tableau VII. On a noté que le nombre des macrophages et des neutrophiles a augmenté significativement pendant la période compétitive.

La viabilité cellulaire du système broncho-alvéolaire n'a pas été modifiée par l'effort physique.

Tableau VII : Étude de la cytologie bronchique.

	Repos	Pré-compétition	Compétition	p
Cellules squameuses (%)	18,23 ± 18,56	13,61 ± 5,85	13,99 ± 15,63	0,73
Macrophages (%)	40,06 ± 8,58	42,99 ± 9,13	50,12 ± 9,55 *	**0,05**
Neutrophiles (%)	25,88 ± 10,38	21,75 ± 10,11	39,66 ± 8,57 $^\varepsilon$	**0,0007**
Eosinophiles (%)	10,63 ± 4,73	11,35 ± 4,76	12,85 ± 3,87	0,5
Lymphocytes (%)	0 ± 0	2,30 ± 7,27	0,97 ± 1,98	0,47
Total des cellules (10^6 cellules/ml)	4,59 ± 3,75	5,09±3,82	3,36 ± 2,47	0,51
Viabilité cellulaire (%)	85,34 ± 10,46	80,82 ± 16,35	81,11 ± 21,73	0,8

* : $p < 0,05$ par rapport à l'état de repos.
ε : $p < 0,05$ par rapport à l'état de repos et à la période précompétitive.

2. Étude des médiateurs de l'inflammation bronchique :

❖ Histamine :

La concentration moyenne de l'histamine dans le surnageant de l'expectoration induite au repos a été de 1,74 ± 1,14 pg/ml. Après l'preuve d'exercice musculaire sub-maximale cette concentration a augmenté pendant les périodes précompétitive et compétitive (Fig.1).

La figure 1 montre que l'entraînement était à l'origine d'une augmentation significative des concentrations de l'histamine dans l'expectoration au cours de la période compétitive en comparaison avec le repos et la période précompétitive avec une $p = 0,0038$ (Tableau VIII).

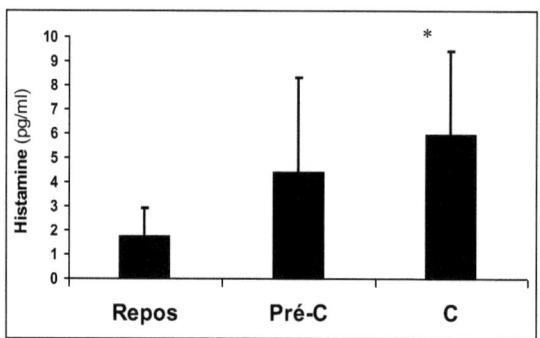

Fig.1 : Évolution des concentrations de l'histamine dans le surnageant de l'expectoration induite au cours de la saison sportive.

PrC : précompétition ; C : compétition.
* : Significativement différent des valeurs de repos et de la précompétition.

❖ Leucotriènes :

✓ LTE4 :

La variation des concentrations des LTE4 dans l'expectoration induite selon la période sportive est représentée dans le tableau VIII. Nous avons mis en évidence une augmentation significative des taux de leucotriènes E4 en période de compétition ($p<10^{-6}$).

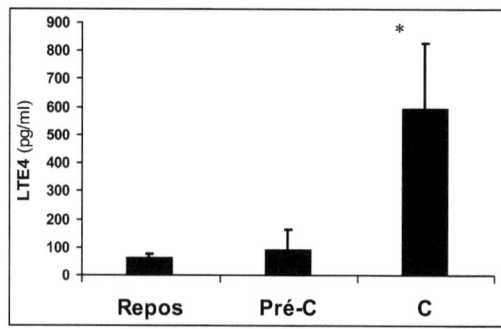

Fig.2 : Évolution des concentrations de leucotriènes E_4 dans le surnageant de l'expectoration induite au cours de la saison sportive.

PrC : précompétition ; C : compétition.
* : Significativement différent des valeurs de repos et de la précompétition.

✓ **LTB4 :**

Le tableau VIII illustre les concentrations des LTB4 dans le surnageant de l'expectoration induite pendant les différentes périodes de la saison sportive. On a relevé également une augmentation significative en LTB4 au niveau des voies aériennes au cours de la période compétitive.

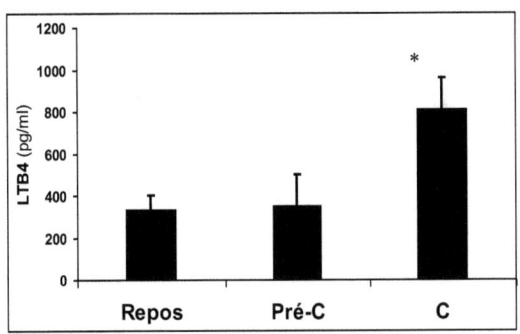

Fig.3 : **Évolution des concentrations de leucotriènes B$_4$ dans le surnageant de l'expectoration induite au cours de la saison sportive.**

PrC : précompétition ; C : compétition.
* : Significativement différent des valeurs de repos et de la précompétition.

❖ **Cytokines :**

✓ **IL8 :**

Pour ce qui est des concentrations de l'IL8 dans le surnageant de l'expectoration induite, nous avons noté une augmentation significative de ses valeurs chez l'ensemble de nos coureurs après l'épreuve d'exercice sub-maximale de 6 min. Cette augmentation était observée durant les périodes précompétitive et compétitive avec p=0,04. (Fig.4 ; Tableau VIII).

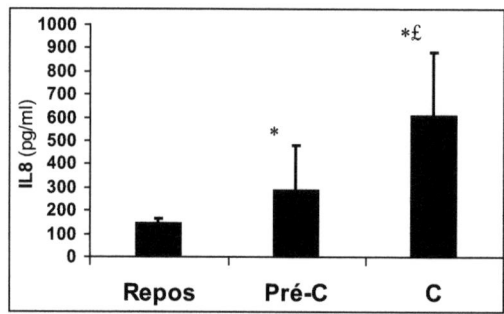

Fig.4 : **Évolution des concentrations de l'IL8 dans le surnageant de l'expectoration induite durant de la saison sportive.**

PrC : précompétition ; C : compétition.
* : Significativement différent des valeurs de repos.
£ : Significativement différent des valeurs de la précompétition.

✓ **TNFα :**

Aucune modification statistiquement significative n'a été soulignée concernant les concentrations de TNFα, et ce, tout au long de la saison sportive (Fig.5 ; Tableau VIII).

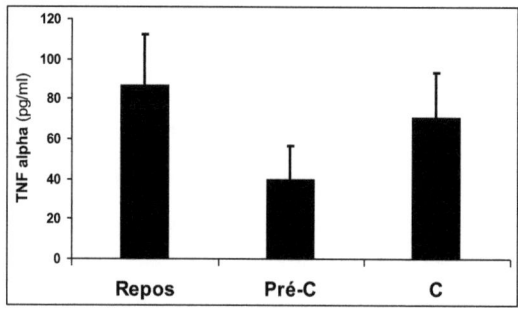

Fig.5 : **Évolution des concentrations du TNFα dans le surnageant de l'expectoration induite durant la saison sportive.**

Tableau VIII : Concentrations des différents médiateurs de l'inflammation dans le surnageant de l'expectoration induite durant la saison sportive.

	Repos	Pré-C	C	p
Histamine	1,74 (1,14)	2,76 (2,84)	5,93 (3,47)	**0,004**
IL8	145 (15,8)	114 (46)	606,7 (273,3)	$<10^{-6}$
TNFα	86,33 (25,67)	57 (31)	70,4 (22,3)	0,06
LTB4	335,07 (64,92)	421,05 (170,94)	811,5 (149,5)	$<10^{-6}$
LTE4	62,2 (13,8)	115,06 (106,86)	596,3 (229,7)	$<10^{-6}$

IV. Étude de la fonction pulmonaire :

Le tableau IX résume les modifications de la fonction respiratoire après le test d'exercice musculaire au cours des différentes périodes de la saison sportive.

<u>Tableau IX</u> : **Résultats de l'exploration fonctionnelle respiratoire pendant les différentes périodes de la saison sportive.**

	Repos			PrC			C		
	Repos	*10mn*	*35mn*	*Repos*	*10mn*	*35mn*	*Repos*	*10mn*	*35mn*
CVF (l)	4,84 (0,69)	**4,65**$^£$ (0,68)	**4,69**$^£$ (0,66)	5,11 (0,50)	**4,87**$^£$ (0,61)	5,09 (0,54)	5,19 (0,48)	**4,91**$^£$ (0,46)	**4,93**$^£$ (0,53)
CVF (%)	92,7 (11)	**88,8**$^£$ (11)	91,42 (11)	99,24 (7)	**94,44**$^£$ (8)	98,76 (5)	102 (7)	**95,9**$^£$ (7)	97,8 (5)
VEMS (l)	4,35 (0,68)	4,31 (0,64)	4,36 (0,68)	4,57 (0,54)	**4,4**$^£$ (0,49)	4,56 (0,53)	4,8 (0,42)	**4,66**$^£$ (0,42)	4,67 (0,45)
VEMS (%)	98 (13)	96,75 (11)	97,82 (13)	103,8 (7)	100,2 (8)	103,8 (7)	102 (9)	107 (8)	106,8 (6)
DEM$_{25-75}$ (l.sec^{-1})	4,94 (1,70)	**5,28**$^£$ (1,75)	5,27 (1,76)	5,09 (1,26)	5,03 (1,03)	5,2 (1,19)	5,62 (1,42)	**5,92**∗ (1,53)	5,6 (0,90)
VEMS/ CVF	89,87 (4)	92,82 (3)	90,64 (4)	89,31 (4)	90,61 (4)	89,5 (2)	**91,21**∗ (5)	**95,05**∗$^£$ (3)	**92,26**$^£$∗ (3)

PrC : pré-compétition ; C : compétition
∗ : Significativement différent des valeurs de repos et de la précompétition.
£ : Significativement différent des valeurs de repos.

On a mis en évidence une baisse significative des valeurs de la CVF et du VEMS au cours des 10 premières minutes de récupération, et ce, durant les périodes pré-compétitive et compétitive ($p<0,05$) (*Fig.6 et 7*). Une baisse significative de la CVF a été également notée en période de repos et ce à 10 et 35 min de récupération. Cependant, la moyenne de chute du VEMS et de la CVF chez nos athlètes n'était pas cliniquement significative (< 10%). Une chute de 11,2% et de 12,7% de la CVF a été tout de même notée chez deux de nos coureurs.

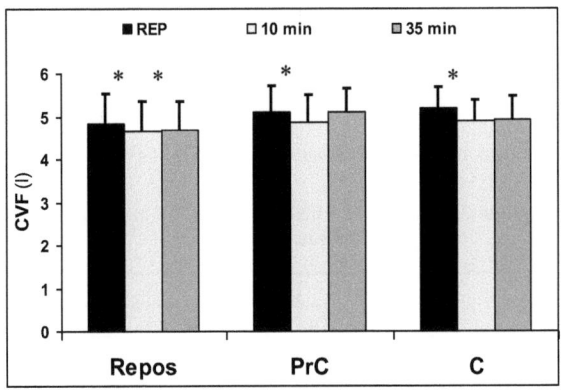

Fig.6 : Variation de la capacité vitale forcée (CVF) à chaque période de la saison.

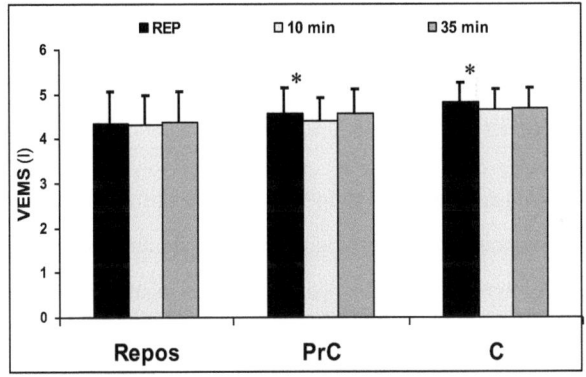

Fig.7 : Variation du VEMS à chaque période de la saison.

PrC : pré-compétition ; C : compétition
* : Significativement différent des valeurs de repos.

Lorsque ces données étaient exprimées en pourcentage des valeurs théoriques, une baisse statistiquement significative a été notée concernant les valeurs de la CVF (en % de la valeur théorique) durant les 10 premières minutes de récupération et ce, quelque soit la période de la saison sportive (Tab. X). Alors qu'aucune modification du VEMS (en % de la valeur théorique) n'a été relevée.

On peut constater que la chute de la CVF (calculée en % de la valeur de repos) semble être plus importante chez notre population de sportifs pendant les périodes pré-compétitive et compétitive. Cette même tendance a été retrouvée pour les valeurs du VEMS durant les mêmes périodes de la saison ($p<0,05$) (Tab. X).

<u>Tableau X</u> : Pourcentage de la chute du VEMS et de la CVF au cours des trois périodes de la saison sportive.

	Repos		PrC		C	
	10min	35min	10min	35min	10min	35min
VEMS (%)	-2 ± 1	-1 ± 1	-5 ± 1*	-2 ± 1	-4 ± 1*	-4* ± 1
CVF (%)	-5 ± 2	-2 ± 1	-6 ± 2*	-3 ± 1	-8 ± 2*	-6 ± 2

PrC : pré-compétition ; C : compétition
* : Significativement différent des valeurs de repos.

V. Corrélations entre les taux des marqueurs de l'inflammation bronchique et la chute du VEMS :

La figure 8, montre une corrélation significative qui a été mise en évidence entre la chute du VEMS au cours des 10 premières minutes de récupération lors de la période précompétitive et l'augmentation des concentrations d'histamine au cours de cette même période (*Fig.8*).

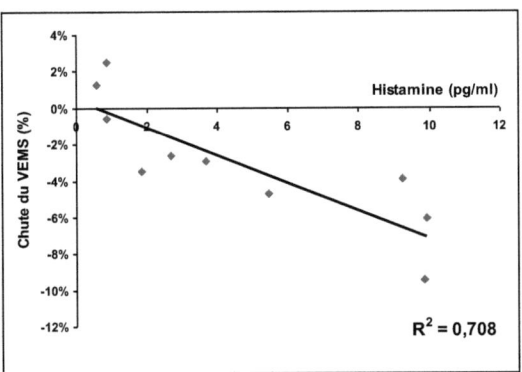

Fig.8 : Corrélation entre la chute du VEMS et la concentration en Histamine dans le surnageant de l'expectoration induite lors de la période précompétitive.

En outre, une corrélation significative a été retrouvée entre les concentrations d'IL-8 dans le surnageant de l'expectoration induite et la chute du VEMS lors de la période précompétitive (*Fig.9*).

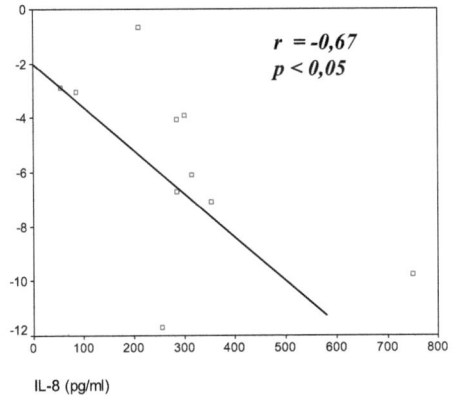

Fig.9 : Corrélation entre la chute du VEMS et la concentration en IL8 dans le surnageant de l'expectoration induite lors de la période précompétitive.

Discussion

A. Discussion de la méthodologie :

Notre travail a consisté en une étude longitudinale prospective réalisée au cours de l'année 2007 qui a porté sur les athlètes âgés de plus de 18 ans évoluant dans le club athlétique de Sousse, non fumeurs et n'ayant pas d'antécédents pathologiques particuliers notamment respiratoires.

I. Population d'étude :

Notre population d'étude est une population assez spécifique constituée uniquement de coureurs de fond d'élites qui s'entraînaient de façon régulière à raison de 6 jours par semaine et 2 heures par jour.

Nous avons essayé de regrouper le maximum de candidats répondants aux critères d'inclusion de notre étude. Toutefois, nous avons été confrontés à de nombreux problèmes. Ainsi, la taille de l'échantillon que nous avons obtenu a été limitée et ce devant :

- Le refus de consentement et de coopération de plusieurs athlètes ;
- La non disponibilité de certains athlètes (blessures, participation aux compétitions, problèmes respiratoires…) ;
- Le manque de coordination, notamment l'absence de temps à autres de médecins et/ou de techniciens expérimentés.
- L'impossibilité de donner un expectorât satisfaisant (absence de bouchons muqueux ou de particules solides dans l'expectoration).

Le caractère volontaire de l'échantillonnage pourrait constituer une source de biais de sélection.

L'absence de groupe témoin ne permet pas d'évaluer l'effet de l'environnement et des facteurs externes sur la variation des médiateurs de l'inflammation bronchiques ainsi que sur la fonction respiratoire au cours des changements climatiques et saisonniers. En effet la comparaison de notre population de sportifs à celle de la population générale présente l'intérêt de confronter des sujets soumis aux mêmes conditions environnementales (climat et niveau de pollution), en dehors de l'entraînement ou des compétitions. Elle est cependant critiquable car notre cohorte de sportifs est jeune par rapport à la population générale.

II. Quantification de la charge d'entraînement :

La quantification de la charge d'entraînement a été estimée par la formule proposée par Morton et al en 1989, qui prend compte du volume (durée de l'exercice) et de l'intensité de l'exercice effectué. En effet, le volume horaire d'entraînement estimé à lui seul ne reflète pas réellement la charge de travail effectuée. D'où l'intérêt de combiner les deux indicateurs de quantification du volume d'entraînement : le Volume Kilométrique qui représente la totalité de la distance parcourue lors d'une séance d'entraînement (exprimé en kilomètre) et le Volume Horaire qui représente la totalité du temps passé à chaque séance (exprimé en heure) pour donner plus de précision sur l'intensité et le type d'efforts consenti lors de la séance.

Le choix de l'intensité était difficile à déterminer. En effet, un effort faible à modéré peut ne pas être un stimulus suffisant. Ainsi, nous avons opté pour un effort intense et prolongé pour avoir de meilleurs résultats [17].

III. Technique de l'expectoration induite :

La muqueuse bronchique représente la cible pour l'étude de l'inflammation des voies aériennes. Les principaux moyens d'exploration du matériel bronchique sont :
✓ La fibroscopie bronchique qui constitue le gold standard pour l'exploration du poumon profond [18]. Ainsi, elle permet de réaliser des biopsies bronchiques et des lavages broncho-alvéolaires (LBA) pour l'analyse cytologiques, histologiques, bactériologiques, et biochimiques. Cependant, la gêne, les inconvénients et les risques de la biopsie et du LBA ont limité leur utilisation.
✓ Les méthodes d'explorations non invasives :

- L'expectoration spontanée nécessite la collaboration du patient, permet de recueillir des crachats profonds à partir des voies respiratoires inférieures ;
- Et l'expectoration induite, mise en œuvre au cours des dernières années et qui au départ avait servi depuis 1983, pour les pneumo-pédiatres français, pour le diagnostic de l'asthme [19-20].

L'expectorât peut renfermer un matériel cellulaire (cellules exfoliées de la muqueuse bronchique et des zones alvéolaires, et cellules inflammatoires de la circulation), non-cellulaire (qui provient à partir des cellules pulmonaire à mucus : exsudat ou transsudat non-cellulaire : albumine, transferrine et produits de dégradation cellulaire : fibres d'ADN...) et extra-pulmonaire (micro-organismes : Mycobacterium Tuberculosis et matériel d'inhalation ou d'aspiration : sérum physiologique).

L'étude de la composition chimique de l'expectoration est compliquée parce que c'est un mélange variable de sécrétions trachéo-bronchique, d'exsudat et de transsudat des processus inflammatoires et de la salive [10].

Bien que l'expectoration induite ait été largement utilisée au cours des 10 dernières années, l'influence des facteurs techniques sur sa faisabilité et la reproductibilité a été peu étudiée. L'expectoration induite est influencée non seulement par les facteurs techniques tels que la décharge du nébuliseur, la concentration de la solution saline, la taille des particules d'eau salée nébulisée et le pré-traitement, mais par les facteurs non techniques, comme le tabagisme, et la gravité de la maladie [10].

1. Tolérance et reproductibilité de la méthode :

En 1992, Pin et al décrivaient pour la première fois une méthode standardisée de l'EI et depuis plusieurs études avaient essayées de mettre en place une démarche de validation et de standardisation de cette méthode concernant le type de matériel utilisé et la concentration de la solution hypertonique qui tous les deux peuvent influencer la qualité de l'expectorât recueilli et la fonction respiratoire [19, 21].

Ainsi la validation de la reproductibilité de la technique de l'expectoration induite a été démontrée dans différentes études en comparant les résultats obtenus par cette méthode à ceux obtenus par la méthode de référence (LBA).

Dans ce cadre, Fahy et al, avaient publié une étude comparant les marqueurs de l'inflammation obtenus par l'analyse de l'expectoration induite, du lavage bronchoalvéolaire et du lavage bronchique chez 10 sujets sains et 10 asthmatiques. Ils ont conclu que la concentration en cellules et marqueurs de l'inflammation était plus élevée dans l'expectoration induite que dans le LBA ou le lavage bronchique [22].

Maestrelli et al, Groontendorst et al, et keatings et al, tous ont confirmé la bonne concordance entre les différentes techniques pour l'analyse cytologique et le suivi de l'inflammation bronchique [20, 23, 24].

La méthode de l'EI est alors un examen qui permet d'étudier la cellularité bronchoalvéolaire et de doser les médiateurs de l'inflammation bronchiques de façon fiable et anodine. Néanmoins, le protocole que nous avons poursuivi au cours de notre travail n'étant pas formellement standardisé, il présente toutefois, certains éléments à discussion ayant un impact sur la qualité de l'expectoration, la fonction respiratoire des sujets et les paramètres biologiques de l'inflammation bronchique.

2. Solution Saline Hypertonique (SSH) :
a. Intérêt et mécanisme d'action :

La SSH est un agent bronchoconstricteur qui stimule la sécrétion du mucus par l'épithélium des voies aériennes [12].

Les mécanismes par lesquels l'induction de la sécrétion des voies aériennes se produit ne sont pas entièrement comprises. Au moins quatre ont été suggérées [25] :

- Accélération de la clairance mucociliaire favorisée par l'effet osmotique de la solution hypertonique dans les vois aériennes qui est responsable d'un appel d'eau [26].
- Augmentation de la perméabilité vasculaire responsable d'un passage endoluminal bronchique des protéines plasmatiques [10].

- Sécrétion glandulaire accrue de mucine par hyperréactivité des cellules sécrétoires [12].

b. Concentration et durée de l'inhalation de la SSH :

Les concentrations du sérum utilisé pour l'induction de l'expectoration variaient de 0,9% à 7% selon les études [26-28].

Certains chercheurs changent de concentration au cours de la procédure, en commençant à partir de 3%, puis elle est porté à 4 et à 5% [19, 29]. Alors que d'autres maintiennent les mêmes concentrations du sérum durant toute l'épreuve.

Il a été trouvé que les solutions salines hypertoniques sont plus efficaces que les solutions isotoniques dans l'induction de l'expectoration [10], cependant le sérum salé hypertonique paraît accroître la réactivité bronchique à la métacholine contrairement au sérum isotonique [30]. Toutefois, il n'existe pas de différence dans la composition cellulaire de l'expectoration induite par l'inhalation d'une solution saline hypertonique ou isotonique, mais la contamination par la salive a été plus grande avec cette dernière [29].

Les cellules inflammatoires retrouvées dans l'expectoration induite par du sérum salé hypertonique sont probablement préexistant et n'ont pas été recrutées de manière aiguë par le stimulus hypertonique dans les voies respiratoires [30].

En revanche, l'effet des différentes concentrations salines sur les taux de médiateurs solubles dans l'expectoration induite n'est pas connu. Les résultats de Bacci E et al n'ont pas trouvé de différence des concentrations d'Eosinophil cationic protein (ECP) et de l'histamine dans le surnageant de l'expectoration induite, en utilisant une solution isotonique ou hypertonique [31].

Les échantillons que nous avons collectés dans notre travail ont été obtenus par l'inhalation d'une SSH à 5%. Le choix de cette concentration a été fondé sur l'efficacité de l'induction de l'expectoration. En fait, l'inhalation de concentrations plus faibles de sérum salé hypertonique (3 et 4%) n'a pas permis d'obtenir une expectoration efficace et de qualité.

c. Durée et fréquence de l'induction :

La durée et la répétition de l'inhalation sont des variables importantes en ce qui concerne l'induction des crachats. Fahy et al, [22] n'ont rapporté aucun changement dans la composition des crachats 20 heures après une première induction. Cela a été également observé chez des sujets sains [32]. Cependant d'autres études ont montré que l'induction de l'expectoration peut provoquer un changement de la composition de l'expectorât dans les 24 heures [33] voir au cours de la procédure de l'induction elle même [34, 35].

La durée maximale acceptable de l'induction ne fait actuellement pas l'objet d'un consensus. Toutefois, il doit y avoir un compromis raisonnable entre le succès (taux de réussite et de tolérance) et la sécurité. Dans certaines études antérieures l'induction est arrêtée une fois un échantillon d'expectorât suffisant a été obtenu. Cette approche n'est plus considérée comme acceptable à des fins de recherche. En revanche, les temps courts d'inhalation (15 à 20 minutes) semblent avoir autant de succès et de faisabilité que les temps longs d'inhalation (30 minutes).

Il est important de garder la durée de l'inhalation constante entre les inductions, en particulier chez le même sujet, afin d'obtenir des résultats comparables. Pour la plupart des cas, le consensus est d'utiliser une durée cumulée de nébulisation de 15-20 min [9], chose qui a été prise en considération par notre étude.

Un intervalle de 48 h entre deux inductions est actuellement recommandé du moment qu'on a eu des résultats reproductibles de comptes cellulaires chez les sujets sains [36].

3. Type du Nébuliseur :

Différents types de nébuliseur ont été utilisés pour induire des expectorations [12, 19, 30, 33]. Le type et la décharge du nébuliseur affecte significativement le taux de réussite de l'expectoration induite qui nécessite souvent un débit de décharge élevé de un à deux millilitres par minute. En conséquence, nous avons opté dans notre étude, pour l'utilisation d'un nébuliseur à ultrason qui semble être préféré. Ceci étant confirmé par l'étude réalisée par Popov et al, qui avaient démontré la supériorité des nébuliseurs à ultrasons (De Vilbiss Ultraneb 99 et Fisoneb) par rapport aux nébuliseurs à jet (Pari LL) dans la production des expectorations [25].

4. Traitement de l'échantillon :

a. Sélection de l'échantillon :

L'EI contient des sécrétions produites par les cellules glandulaires sous-muqueuses et de l'épithélium respiratoire, ainsi que des cellules inflammatoires qui ont migré de la circulation sanguine. En plus, elle contient un transsudat salivaire, et de chlorure de sodium inhalé.

Les procédés de traitements de l'EI avant l'analyse biochimique et cellulaire ont changé depuis les premiers essais [12, 19, 24, 37].

Dans notre étude les échantillons ont été déposés dans une boîte de pétri et examinés à l'œil nu pour sélectionner les bouchons muqueux. Une filtration du matériel sur un filtre en Nylon a été effectuée pour réduire au maximum la contamination salivaire comme il a été décrit par Spanevello et al [38, 39].

L'avantage d'analyser uniquement les bouchons muqueux réside dans la faible contamination par les cellules squameuses épithéliales qui est normalement inférieur à 5% [39]. Cela rend le comptage cellulaire plus facile et plus rapide. Les concentrations des marqueurs dans la phase fluide sont relativement peu affectées par la saliva, et la correction pour la dilution peut être plus précise.

Un inconvénient est que la sélection des bouchons d'expectoration est difficile et prend donc du temps.

En revanche, l'utilisation de l'expectoration entière est plus rapide que la sélection de bouchons muqueux. Cependant elle représente un mélange d'expectorât et de salive à des proportions inconnues et indéterminables.

La salive dilue les crachats et affecte les mesures dans la phase fluide. Ainsi, la présence des cellules squameuses affecte la numération des cellules inflammatoires. En effet, jusqu'à 50% des cellules sur les lames de microscope peuvent être des cellules squameuses. Ceci peut être en partie évité par la filtration des échantillons. Néanmoins, la séparation est toujours incomplète. De légères réductions du nombre total des cellules ont été toutefois observées [40].

b. Homogénéisation :

L'expectoration doit être traitée dès que possible, dans les deux heures environ [41, 42]. L'homogénéisation complète est une condition préalable nécessaire pour avoir un nombre fiable de cellules, en effet elle permet la séparation des cellules du mucus contenu dans l'expectorât.

Dans notre étude, les échantillons d'expectorations ont été traités dans un premier temps par une solution de tampon phosphate (PBS) qui assure une dispersion cellulaire moindre que celle du dithiothréitol (DTT) et représente une étape recommandée par Louis et al lorsqu'on envisage de doser les cytokines dans des analyses biochimiques ultérieures [43].

Ensuite, les échantillons ont été traités par le DTT qui permet une dispersion cellulaire optimale pour l'étalement des lames et une meilleure séparation entre le surnageant et le culot. De plus, il n'affecte ni le comptage ni la morphologie des cellules [44, 45].

Le DTT est un agent mucolytique qui agit en réduisant les liaisons disulfures formés entre deux acides aminés cystéine présents dans le mucus [46, 47]. Par conséquent, il peut affecter les ponts disulfures présents dans un certain nombre de protéines (médiateurs, marqueurs inflammatoires) et interférer avec des ponts disulfure dans anticorps de capture immunologique pouvant ainsi réduire la sensibilité du test.

L'utilisation du DTT a été montrée pour être plus efficace dans la dispersion des cellules que l'addition de sérum physiologique ou de tampon seul [45].

Il n'existe pas de durée et de température fixes d'homogénéisation dans le traitement des expectorations. Les durée mentionnées dans les publications ont varié de 10 à 30 minutes [48, 49], et les températures de +4 °C à +37 °C [44, 48, 49]. Il a été démontré qu'il n'y a aucun effet sur le taux des cellules différentiées au cours de l'exposition à la DTT (0,1%) à des durées différentes et à température ambiante [50].

D'autres méthodes physiques d'homogénéisation ont été essayées : l'utilisation d'une solution saline, l'ultracentrifugation... [44, 51, 52]. L'utilisation de solution saline seule conduit à une dispersion incomplète des cellules [44]. Jusqu'à nos jours, aucune des méthodes ci-dessus n'a été largement utilisée.

c. Dosage des médiateurs de l'inflammation bronchique :

Si l'évaluation de la composition cellulaire bronchique par le procédé de l'expectoration induite est valide et fiable [19, 38, 50, 53], le dosage des médiateurs de l'inflammation dans le surnagent de l'EI n'a pas encore été validé par les études.

De plus en plus de nombreux médiateurs de l'inflammation (cytokines, les chemokines, protéines granulocytaires, éicosanoides, protéases ...) sont dosés dans la phase fluide de l'expectoration induite. La production, la préparation et la dispersion des crachats peuvent affecter les concentrations de médiateurs solubles dans l'expectoration [54].

D'autres facteurs, tels que, la bronchoconstriction et l'augmentation de l'hyperréactivité bronchique, favorisées par l'inhalation du sérum salé hypertonique peuvent impliquer la libération de ces médiateurs dans les bronches [30].

De même, il paraît que l'osmolarité du milieu influence la concentration de certains médiateurs. En effet, il a été démontré qu'un stimulus hyperosmolaire pendant une durée de 10 minutes environ peut entraîner une augmentation de l'expression de l'IL8 dans les cellules épithéliales humaines [55]. Ce qui rend l'interprétation des taux de ces médiateurs solubles dans l'expectoration assez délicate.

Pour le dosage des médiateurs de l'inflammation bronchique, trois principales méthodes sont utilisées : la méthode biologique, la méthode enzymatique, et la méthode immuno-enzymatique. La validité des mesures a été attestée par certaines études expérimentales [54].

Nous avons utilisé dans notre étude les méthodes de dosage immuno-enzymatiques (RAI : radioimmunoassays compétitive), utilisant l'antigène radiomarqué, et les méthodes immunométriques (ELISA : l'enzyme linked immunosorbent assays), utilisant des anticorps marqués.

Ces deux techniques représentent les méthodes de choix pour le dosage des médiateurs dans la phase fluide de l'expectoration en raison de leur commodité, de leur reproductibilité, de leur sensibilité et de leur spécificité.

Il est impératif que les facteurs, affectant la validité de l'essai, soient reconnus et contrôlés, y compris ceux qui sont spécifiques :
- au test lui-même,
- au médiateur soluble qui est mesuré et,
- à la nature spécifique du crachat et de la méthode utilisée pour son traitement.

B. Discussion de nos résultats :

I. Poids de l'expectorât :

La masse moyenne de l'expectorât chez le sujet sain est de 291 mg (93,2 à 447 mg) [56]. Dans notre étude la masse moyenne de l'expectorât n'a pas varié significativement tout au long de l'année sportive. Elle était de 259,8 mg ± 179,4 en période précompétitive et de 320,7 mg ± 189,4 durant la période compétitive.

De plus, il paraît que le volume de l'expectoration ne change pas significativement entre la période de repos et après l'exercice. En effet, le volume médian au repos et après un exercice était respectivement de 4,69 ml versus 4,45 ml (p = 0,17) dans l'étude réalisée par Hallstrand TS et al [57].

II. Analyse cytologique :

La cellularité bronchique chez l'adulte sain dans l'EI a été évaluée par plusieurs études pour estimer les valeurs normales. Le nombre total moyen des cellules dans l'EI varie était de $2,7 \pm 2,5 \times 10^6$ cellules/ml dans l'étude de Spanevello A et al [58], et de $4,9 \pm 5 \times 10^6$ cellules/g dans l'étude de Belda J et al [56]. La viabilité cellulaire variait de $60,7 \pm 17,4\%$ à 70% selon les études [56, 59].

Dans notre étude, le nombre total moyen des cellules recueillies dans l'expectoration était de 5,09 ± 3,82 x 10^6 cellules/ml et 3,36 ± 2,47 x 10^6 cellules/ml respectivement au cours des périodes précompétitive et compétitive, et la viabilité cellulaire était aux alentours de 80% environ. Ces deux paramètres mesurés n'ont pas significativement changé entre les deux périodes.

Nos résultats concordent avec ceux de Scichilone N et al, et Hallstrand TS et al qui ont constaté que le nombre total des cellules dans l'EI, n'a pas changé par l'entraînement physique [60, 67].

Le pourcentage des cellules squameuses dans l'EI reflète le niveau de contamination salivaire. Il est en moyenne, aux alentours de 4% chez l'adulte sain [56]. Le pourcentage moyen des cellules squameuses dans notre étude variait entre 13,6% ± 5,8 et 14% ± 15,6 selon la période sportive ce qui relève d'un niveau de contamination salivaire assez élevé.

Le comptage cellulaire dans l'EI, dans les différentes études qui ont été effectuées auprès d'adultes sains, avait montré une prédominance de macrophages [58,8% ± 21,1% - 71,6%] et de neutrophiles [15,4% ± 3,75% - 37,2% ± 17,6%] et une paucité d'éosinophiles [0,1% ± 0,4% - 0,7% ± 0,6%], de lymphocytes [0,9% ± 1,1% - 2% ± 1%] et de cellules épithéliales bronchiques [0,4% ± 0,4% - 11% ± 3,8%] [56, 58, 59].

Nous avons relevé dans notre étude des taux moyens respectifs de macrophages et de neutrophiles en période précompétitive de 43% ± 9,1% et de 21,75% ± 10,1% qui sont inférieurs à ceux retrouvés chez les adultes sains. Toutefois, nous avons observé une augmentation significative des pourcentages de PNN et de macrophages pendant la période compétitive ce qui est en accord avec les résultats de l'étude publiée en 2001, par Bonsignore et al auprès des coureurs de fond [61].

La cellularité moyenne totale rapportée par Vergès S et al en 2005 chez les athlètes n'ayant pas d'HRB était de 2,3 ± 3 x10^6 cellules/g et de 1,1 ± 0,7 x10^6 cellules/g pour les athlètes ayant une HRB. De même, ils n'ont pas mis en évidence de différence significative entre les athlètes avec ou sans HRB et le groupe témoin (des sédentaires) concernant les comptes de neutrophiles (45,6 ± 26,5% ; 46,1 ± 28,2% et 42,8 ± 25,2%, respectivement) et de macrophages (46,6 ± 23,5% ; 52,6 ± 28,8% et 56,3 ± 24,6%, respectivement) avec un p> 0.05. Cependant, une augmentation significative des comptes d'éosinophiles a été retrouvée chez les athlètes ayant une HRB comparativement avec ceux n'ayant pas d'HRB et les sujets sédentaires (4,1 ± 8,5% ; 0,3 ± 0,9% et 0% respectivement) [62].

Dans une étude récemment publiée en 2009, Bougault. V et al, avaient monté que le nombre total moyen des cellules dans l'EI des athlètes endurants, était de 4,2±3,3 $x10^6$ cellules/g chez les nageurs et 5,4±4,6 $x10^6$ cellules/g chez les athlètes exposés au froid. Alors que la viabilité cellulaire était respectivement de 68%±19% et 69%±27% dans les deux disciplines.

L'étude du reste des cellules, respectivement chez les nageurs endurants et les athlètes exposés au froid, relevait des taux de neutrophiles à 34,8% et à 21,6%, d'éosinophiles à 0,8% et 0,1%, de macrophages à 52,4% et à 59%, de lymphocytes à 1,3% et à 1% et de cellules épithéliales bronchiques à 2,9% et à 2,5%. Seuls les pourcentages des éosinophiles et des cellules épithéliales bronchiques étaient significativement plus élevés chez les nageurs endurants par rapport aux adultes sains [59].

Nos résultats ont mis en évidence une augmentation significative des PNN qui a été retenue comme étant une caractéristique spécifique de l'inflammation des voies respiratoires chez les athlètes d'endurance [63]. En fait, l'entraînement intense bref et chronique, constitue un facteur pouvant contribuer à une inflammation de type neutrophilique des voies respiratoires [61], de même ordre que l'infection des voies respiratoires [64].

D'autres études avaient rapporté l'augmentation des PNN et également des PNE, dans l'EI chez les athlètes endurants [37, 61, 65].

De même, il paraît qu'un entraînement assez intense et de courte durée (10 semaines) augmenterait significativement les taux de PNN dans l'EI chez les adultes sains par rapport à l'état de repos. Cependant, les taux de macrophages demeuraient inchangés au niveau des voies aériennes [60].

Chez les skieurs de fond, on constatait une augmentation du pourcentage de cellules totales et de lymphocytes dans le LBA ainsi que l'infiltration de la sous-muqueuse par les lymphocytes, les éosinophiles et les neutrophiles, dans les spécimens obtenus à partir des biopsies bronchiques [66, 67].

D'autre part, l'analyse de nos résultats a montré une diminution du pourcentage des lymphocytes au cours de la période compétitive rejoignant alors les résultats de l'étude réalisée en 2004 aux Etats-Unis, qui a prouvé qu'après un test d'exercice musculaire chez des patients ayant un BIE on observait une élévation des cellules épithéliales bronchiques et une diminution significative des lymphocytes et des macrophages dans l'EI, alors que les taux de neutrophiles et d'éosinophiles persistaient inchangés [57].

De même, les résultats de l'étude menée par Hopkins SR et al, avaient montré une diminution significative des taux de lymphocytes, dans le LBA de six athlètes, après un test de course de 7 min sur bicyclette par rapport à des sédentaires, alors que les taux des neutrophiles étaient similaires dans les deux groupes [68].

De leur côté, Scichilone N et al, avaient souligné même, une diminution significative du nombre des cellules épithéliales dans l'EI, chez des sujets sains après 5 à 10 semaines d'entraînement [60].

L'augmentation des cellules épithéliales cylindriques, au niveau des voies respiratoires, se produisait en réponse à un test de ventilation en air sec chez le porc Guiné et les canidés non sensibilisés [69, 70], en réponse à une hyperpnée isocapnique chez les hommes asthmatiques [71] et en réponse à un test d'exercice physique chez les personnes souffrant de BIE [57].

En effet, dans le modèle canidé, le test de l'hyperventilation en air sec induit des signes histologiques d'altération et de perméabilité accrue de l'épithélium des voies aériennes [72].

Enfin, le pourcentage très élevé de PNN dans l'expectoration induite des coureurs ne parvient vraisemblablement pas de la procédure de l'expectoration induite elle-même [73].

Le tableau XI illustre les résultats des différentes études publiées relatif à l'évaluation de la composition cellulaire des voies aériennes chez les athlètes. Ces études diffèrent par la nature et les lieux du sport pratiqué et la méthode de recueil du matériel bronchique (biopsie bronchique, LBA et EI).

Tableau XI : Synthèse de la littérature portant sur la composition cellulaire des voies aériennes chez les athlètes.

Auteurs / Année	Athlètes testés	Méthodes	Résultats
Sue-chu et al. 1999	Skieurs de fond	LBA	↑ de la cellularité totale, des lymphocytes et des mastocytes.
Karjelainen et al. 2000	Skieurs de fond	Biopsie bronchique	En comparaison avec les sujets contrôles on a une ↑ des : lymphocytes T (43 fois). Macrophages (26 fois) Eosinophiles (2 fois) PNN (2 fois)
Sue-chu et al. 1998	Nageurs d'élite	EI	↑ PNN et PNE par rapport aux sujets contrôles
Helenius et al. 1998	Nageurs d'élite	EI	↑ PNN et PNE.
Helenius et al. 2002	Nageurs d'élite (5 ans de suivi)	EI	↑ PNE chez les athlètes en compétition et ↓ chez les athlètes qui quittent les compétitions.
Morici et al. 2001	Nageurs	EI	Au repos : ↑ PNN (44±22% ; sédentaires contrôles : 10±6%) pas d'↑ de PNE après 5 km de nage en piscine, légère ↑ des PNE après 5 km de nage en mer.
Bonsignore et al. 2001	Coureurs marathoniens	EI	Repos : ↑ PNN (79,9%) Post marathon : ↑ PNN (91,4%)
Wetter et al. 2002	Athlètes d'endurance avec hypoxémie artérielle induite par l'effort	EI	Repos : comptes de PNN (37%) Post exercice : pas de changement
Bonsignore et al. 2003	Nageurs	EI	Au repos : ↑ PNN Post exercice : ↑ légère des PNE
Morici et al. 2004	Rameurs professionnels	EI	Au repos : PNN (60%), macrophages (40%) Post exercice : ↑ macrophages
Vergès et al 2005	Athlètes d'endurance	EI	Pas d'↑ du nombre total des cellules, ↑ des PNE chez les athlètes avec BHR.
Boulet et al. 2005	Nageurs en piscine	EI	Au repos : pas d'↑ PNN, lymphocytes, macrophages et PNE Après entraînement : ↑ PNN et macrophages
Boulet et al. 2005	Coureurs marathoniens	EI	Au repos : pas d'↑ PNN, lymphocytes, macrophages et PNE Après entraînement : pas d'↑ PNN, lymphocytes, macrophages et PNE
Bougault et al. 2009	Nageurs Athlètes endurants en air froid	EI	Nageurs : ↑ PNE et cellules épithéliales bronchique par rapport aux contrôles sains. Skieurs : ↑ macrophages par rapport aux nageurs et aux contrôles asthmatiques.

III. Étude des médiateurs de l'inflammation bronchique :

L'exercice constitue une vraie situation de stress métabolique associée à une réponse cytokinique représentée par une augmentation de certains médiateurs de l'inflammation dans le sang [74].

1. Histamine :

L'augmentation des cellules inflammatoires au niveau des voies aériennes inférieures ne signifie pas qu'il existe systématiquement une inflammation bronchique avérée. En effet, ces cellules devraient être activées et donc libéreraient des médiateurs de l'inflammation. Pour cela, nous avons mesuré la concentration de ces médiateurs dans le surnageant des expectorations afin de mieux apprécier le degré de l'inflammation du poumon profond [63].

Chez les athlètes bien entraînés, les médiateurs de l'inflammation ont été trouvés dans le lavage broncho-alvéolaire (LBA) à la fois après un exercice intense [68] et à l'état basal [66], ce qui témoigne que l'entraînement intense, de courte durée ou chronique de durée prolongée, peut conduire à l'apparition de processus inflammatoires dans les poumons.

Dans notre étude, nous avons relevé une augmentation significative des taux d'histamine dans l'EI au cours de la période compétitive. Ce résultat semble s'accorder avec celui de l'étude réalisée par Wetter. TJ et al, auprès de 17 athlètes de haut niveau, qui avait relevé une augmentation significative de la concentration en histamine dans la phase fluide de l'EI, de 1,2 ng/ml (0,6–1,6 ng/ml) au repos à 2,4 ng/ml (1,4–3,8 ng/ml) après un exercice intense [75].

Aussi bien, Bonsignore MR et al, avaient constaté que la concentration de l'EI en histamine avait tendance à être plus élevée après un marathon chez les sujets sains [61].

En revanche, Broide DH et al, n'avaient pas observé de différence significative entre les taux d'histamine dans le LBA en post exercice (186 +/- 67 versus 148 +/- 36 pg/ml), chez des sujets ayant un AIE [76].

L'histamine retrouvée dans les expectorations, provenait potentiellement d'un certain nombre de cellules, y compris les mastocytes, les éosinophiles, les cellules épithéliales, et les neurones sensorielles [77]. Sa concentration parait être élevée dans la bronchite à éosinophiles mais pas dans l'asthme peut-être en raison d'un emplacement différent des mastocytes [78].

Chez nos athlètes, l'augmentation de la concentration de l'histamine dans les voies aériennes au cours de la période compétitive est due vraisemblablement aux contraintes mécaniques du haut débit ventilatoire conduisant à la stimulation mastocytaire.

L'activation mastocytaires au cours du BIE a été attestée par la présence dans l'EI, de médiateurs de l'inflammation libérés dans les voies aériennes, dont l'histamine, et par des éléments de preuve histologique de la dégranulation des mastocytes après un effort physique [57, 79, 80].

L'évidence d'un mécanisme mastocytaire est également soutenue par les mesures des médiateurs dans le sang périphérique et dans l'urine. Certaines études ont montré une augmentation de l'histamine dans le plasma après l'effort chez les patients ayant un BIE, même si d'autres études avaient des résultats différents [81].

Outre l'exercice physique, certains facteurs peuvent influencer les taux d'histamine libérés dans les voies aériennes tels que l'exposition à l'ozone et aux polluants. En fait, Kinney et al, avaient montré qu'une inflammation des voies aériennes, authentifiée par des concentrations élevées d'histamine dans le LBA des coureurs de loisir à New York, a été notée uniquement pendant la saison estivale qui correspond à l'augmentation de la concentration d'ozone dans l'atmosphère de cette ville [82]. Une limite de cette interprétation est que la concentration d'ozone n'a jamais atteint la limite supérieure d'exposition aux États-Unis soit 180 µg/m3.

Pourtant, plusieurs études ne supportaient pas le fait que l'histamine représentait un médiateur clé des changements des voies aériennes induits par l'exercice, puisque :
- l'histamine est connue pour inhiber le chimiotactisme des neutrophiles [83], alors qu'on a une augmentation des PNN au niveau des bronches après l'effort.
- et les valeurs spirométriques normales de nos coureurs argumentent contre un effet bronchoconstricteur de l'histamine après l'exercice.

Dans une étude récente, ayant pour objectif de déterminer le niveau d'association entre le pourcentage de changement de la fonction pulmonaire, après un test d'hyperventilation eucapnique (HVE), et les concentrations des médiateurs de l'inflammation dans l'EI, chez 96 athlètes universitaires de l'État d'Ohio qui n'ont aucun antécédent d'asthme, Parsons JP et al, ont montré que les concentrations de l'histamine dans l'EI ont été significativement corrélées avec le VEMS. D'ailleurs, la concentration moyenne logarithmique de l'histamine chez les athlètes ayant un BIE (3,13 ± 0,65) était significativement plus élevée que chez les athlètes n'ayant pas un BIE (2,68 ± 0,73) après le test d'HVE [84].

2. Cytokines (TNFα et IL8):

Des études assez récentes avaient montré que plusieurs cytokines pouvaient être détectées dans le plasma pendant et après un exercice intense [74, 85-87]. Ainsi l'exercice intense induit une augmentation des concentrations plasmatiques des cytokines pro-inflammatoires (TNFα et l'ILβ) de 2 fois environ [86, 87] et une augmentation spectaculaire des cytokines inflammatoires (IL-6) de 50 fois en moyenne [85-87].

Cette libération importante de cytokines par les muscles est équilibrée par la libération de cytokines inhibitrices [IL-1ra et récepteurs du TNFα (TNF-R)], de cytokines anti-inflammatoires IL-10 [87] et de certaines chemokines tel que l'IL-8.

Ces résultats suggèrent que les cytokines inhibitrices et anti-inflammatoires limiteraient l'ampleur et la durée de la réponse inflammatoire déclenchée par l'exercice musculaire [85]. Toutefois, dans les voies respiratoires, on n'a pas identifié jusqu'à présent de voie inhibitrice [63].

Les études qui ont essayé d'évaluer les concentrations de cytokines au niveau des voies aériennes chez les athlètes sont rares.

Dans notre étude les concentrations du TNFα n'ont pas changées durant une année d'entraînement d'endurance, ce qui est en conformité avec les résultats de Hopkins SR et al, qui n'avaient pas relevé de différence significative concernant des taux de TNFα dans le LBA entre les populations d'athlètes (après un test d'effort physique) et de sédentaires [68].

Dans l'étude de M. Sue-Chu et al publiée en 1999, le TNFα a été au dessus des seuils de détection (0,5 ng/l) dans le liquide de LBA chez 12 skieurs (40%) et n'a pas été détecté chez les témoins avec une différence significative (p = 0,02). La concentration moyenne du TNFα chez les skieurs a été de 0,60 ± 0,94 ng/l [66].

La présence de cette cytokine dans le liquide de LBA suggérerait une inflammation bronchique distale puisque le TNFα a de puissants effets pro-inflammatoires et il est considéré comme étant un médiateur potentiel dans la pathogenèse de l'asthme et de l'hyperréactivité bronchique [88, 89]. D'autant plus que le TNFα a été impliqué dans l'altération des cellules épithéliales et leur excrétion dans les voies aériennes [90].

K. Larsson et al dans leur étude publiée en 1998, n'ont pas détecté le TNFα dans l'EI des sujets sains exposés pendant 2 heures à un air froid (-23°C) [91].

Les résultats de l'étude de Hallstrand TS et al ont montré également que le TNFα n'a pas été détecté chez la majorité des patients souffrant d'un BIE après une épreuve d'exercice musculaire [57].

Dans l'étude de Mickleborough TD et al, on a mis en évidence une augmentation significative du TNFα dans l'EI chez les asthmatiques qui suivaient un régime normal, après un test d'exercice physique [92].

En utilisant le modèle animal (chevaux entraînés), dans une étude croisée aléatoire, le LBA a été obtenu après 15 minutes d'exercice sous-maximal tout en respirant de l'air ambiant à une température inférieure à zéro. Certaines cytokines (IL-4, IL-5 et IL-10) étaient significativement régulées à la hausse après l'exercice en air froid à 12, 9, et 10 fois respectivement par rapport à l'exercice à l'air chaud. En outre, d'autres cytokines, l'IL-2 et l'IL-6, ont été régulées à la hausse dans une moindre mesure (6 et 3 fois respectivement), ou elles n'étaient pas du tout augmentées tel que l'IL-1, l'IL-8, l'IFN-α, et le TNF-α. Les auteurs ont fait valoir que l'exercice tout en respirant l'air froid sec induit une tendance globale des cytokines dans les voies respiratoires qui est essentiellement de type lymphocytaire (TH 2) [93].

Il a été bien documenté que l'IL8 représente une des cytokines les plus importantes qui sont exprimées dans le poumon de patients asthmatiques [94].

L'exercice physique permet de mobiliser les PNN, de la circulation sanguine périphérique vers les voies aériennes, notamment par un chimiotactisme exercé par l'IL8, qui est libérée par les cellules épithéliales bronchiques, suite à l'exposition à un stimulus hyperosmolaire ou de refroidissement-réchauffement [55, 95].

Nous avons observé dans notre étude une augmentation significative des concentrations de l'IL8 en période compétitive. Ces derniers ont été significativement corrélés avec la baisse du VEMS.

De même, Laura Chimenti et al, avaient montré que la concentration de l'IL8 dans le liquide de LBA a doublé chez des coureurs amateurs, après un test de course par rapport à l'état de repos avec une différence significative ($p<0,01$). Cette concentration a été positivement corrélée avec le nombre absolu de cellules épithéliales bronchiques dans le liquide du LBA ($r^2=0,373$; $p<0,01$) [96]. Ces cellules constituent fort probablement la principale source de production de l'IL-8.

De plus, l'étude récemment publiée par Scichilone N et al, en 2010, avait mis en évidence une augmentation significative de l'IL8 dans l'EI, chez des sujets sains après 10 semaines d'entraînement d'intensité modérée [60].

On a démontré que l'augmentation de la concentration de l'IL8 dans les bronches est également notée au cours de l'exposition à la pollution atmosphérique en particulier à l'ozone [97].

Cependant, d'autres études n'avaient pas souligné d'augmentation de l'IL8 au niveau bronchique en réponse à l'exercice intense tel que : l'étude de Teal S Hallstrand et al, qui n'a pas mis en évidence d'augmentation significative de l'IL8 dans l'EI, en post exercice, probablement en rapport avec une induction précoce de l'expectoration, (30 minutes après le test d'effort) qui ne permet pas alors de détecter la production de cette protéine [57], et l'étude de Hopkins SR et al, qui n'a pas relevé de différence significative entre les concentrations de l'IL8 mesurées dans l'EI chez les athlètes, après un test d'exercice physique, et les sédentaires [68].

Les résultats de l'étude de Parsons JP et al, n'ont pas mis en évidence de corrélation significative entre les concentrations absolues de l'IL8 dans l'EI et la variation du VEMS chez les athlètes après un test d'hyperventilation eucapnique avec $z = -1,50$ et $p = 0,067$ [84], alors que les taux de l'IL8 étaient significativement corrélés avec la baisse du VEMS dans notre étude.

3. Leucotriènes :

Les leucotriènes cystéinés (LTC4, LTD4, LTE4) sont synthétisées à partir de l'acide arachidonique, grâce à la lipooxygénase. Ce sont de puissants médiateurs bronchoconstricteurs, ils stimulent également la sécrétion de mucus et augmentent la perméabilité vasculaire. Les leucotriènes sont libérées par différentes cellules inflammatoires, notamment les mastocytes et les éosinophiles. Ils agissent par l'intermédiaire d'un récepteur « le CysLT1 » présent au niveau du muscle lisse bronchique, de l'endothélium et du muscle lisse vasculaire [15].

Certaines études avaient montré que les concentrations urinaires de LTE4 augmentaient au cours des épisodes sévères d'asthme et après l'exercice chez des adultes asthmatiques [98, 99].

Certaines études ont montré une élévation des taux de leucotriènes cystéinés [99, 100] et de prostaglandines mastocytaires (PGD2) [101] dans l'urine après le développement de BIE, mais pas toutes étaient en accord [98, 102]. Il existe un équilibre entre les taux de LT cystéinés et de PGE2. L'épithélium des voies respiratoires est une source majeure de synthèse des PGE2 qui inhibe l'activation des mastocytes et relâche les muscles des voies aériennes [103]. L'altération de l'épithélium des voies respiratoires réduit la synthèse de PGE2, favorisant ainsi la production de LT cystéinés grâce à la coopération transcellulaire et conduisant alors à la bronchoconstriction [104].

L'exposition aux allergènes est un stimulus important de la libération des leucotriènes [105, 106]. Ainsi, l'augmentation significative de LTE4 dans l'EI que nous avons trouvé, au cours de la période de compétition (saison printanière), qui correspond au pic de concentration en allergènes atmosphériques, n'est alors pas surprenante. Toutefois, l'intensité des entraînements qui était plus élevée pendant cette période, semble constituer un stimulus potentiel pour la production des leucotriènes.

Hallstrand TS et al, avaient décelé une augmentation des leucotriènes cystéinés dans l'EI après un test d'exercice physique chez les patients ayant un BIE [57].

De même, Mickleborough TD et al, ont mis en évidence une augmentation significative de LTC4-E4 dans l'EI des asthmatiques qui suivaient un régime normal, après un test d'exercice physique, ainsi qu'une augmentation de LTB 4 à 60 minutes après l'exercice dans le sang périphérique [100].

Nous avons observé également une augmentation significative des niveaux de LTB4 dans le surnageant de l'EI des coureurs pendant la période compétitive.

Concernant les LTB4 qui sont de puissants facteurs chimiotactiques des neutrophiles dans les voies respiratoires ont été relevés à des niveaux significativement plus élevés chez les patients atteints de bronchopneumopathie chronique obstructive [107].

Les études menées sur les canidés ont montré une augmentation de LTB4 dans les voies respiratoires après ventilation répétée à l'air sec [108].

De même, un exercice intense de courte durée chez des athlètes endurants semble augmenter significativement la concentration LTB4 dans les bronches par rapport aux sujets sédentaires [68].

Selon Hallstrand TS et al, même s'ils n'ont pas identifié d'augmentation précoce de LTB4 dans l'EI après une épreuve d'effort ceci n'exclurait pas la possibilité que les LTB4 pouvaient être sécrétées au niveau des bronches plus tardivement [57].

La concentration des cellules épithéliales libérées dans les voies respiratoires paraît être corrélée avec l'ampleur de la sécrétion des eicosanoïdes en réponse au test d'hyperventilation en air sec chez les canidés [109], et a été corrélée avec les taux élevés de leucotriènes cystéinés dans l'EI des sujets ayant un BIE, après une épreuve d'effort [57].

Jonathan P. Parsons et al, avaient démontré qu'il existe une corrélation positive entre l'augmentation des taux de leucotriènes cystéinés et la détérioration de la fonction respiratoire après un test d'hyperventilation eucapnique ($p = 0,045$).

Cependant, cette dernière n'était pas significativement corrélée avec les taux de LTB4 ($p = 0,11$). Néanmoins, la concentration moyenne logarithmique de la LTB4 après un test d'hyperventilation eucapnique chez les athlètes ayant un BIE ($6,01 \pm 1,21$) était significativement plus élevée que chez les athlètes n'ayant pas de BIE ($5,85 \pm 0,92$) avec $z = 2,30$ et $p = 0,01$ [84].

IV. Influence de l'exercice physique sur la fonction respiratoire :

1. Définition et prévalence de l'AIE et du BIE chez les athlètes :

L'effort physique a été retenu parmi les facteurs qui déclenchent une crise d'asthme, provoquant ainsi, une bronchoconstriction ou un asthme à l'effort (AE) qui se définissent comme un rétrécissement intermittent des voies aériennes, apparaissant de 5 à 15 minutes après un exercice intense d'une durée variable [111].

L'asthme induit par l'exercice (AIE) concerne les asthmatiques qui ont une bronchoconstriction associée avec l'effort physique [111]. L'AE affecte approximativement 70 à 95% des patients asthmatiques en général et 10% des sujets non-asthmatiques mais souffrant d'une rhinite allergique [111, 112].

Selon Gotshall RW, le BIE est défini par la diminution du VEMS de plus que de 10% entre pré et post exercice (20 à 30 minutes de récupération) [113].

Cette bronchoconstriction concerne plutôt les individus non asthmatiques mais qui ont des symptômes d'asthmes déclenchés par l'exercice [111]. Elle se produit chez 3 à 13% des sujets sains et chez 10 à 20% des athlètes [110].

Il est reconnu que l'exercice induit un effet bénéfique sur la maîtrise de l'asthme lorsqu'il est pratiqué de façon modérée [114]. Cependant, il est possible qu'un exercice intense et répété puisse, comme il a été démontré pour d'autres systèmes, causer divers problèmes respiratoires. Les études effectuées chez différents groupes d'athlètes sont révélatrices à cet égard et suggèrent une prévalence accrue d'affections des voies aériennes inférieures, dont l'asthme.

A cet effet, de nombreux travaux ont fait état d'une forte prévalence d'asthme et en particulier d'AIE chez les sportifs de haut niveau. Ces troubles semblent particulièrement fréquents dans les disciplines d'endurance (ski de fond, course à pied et cyclisme) et concernaient presque exclusivement les sportifs de niveau national et international, qui s'entraînent plus de 20 heures par semaine [115]. Tandis que, la pratique sportive à un niveau régional ne semble pas constituer un facteur de risque.

Toutefois, la prévalence de l'asthme et de l'AIE variait considérablement selon la discipline sportive considérée [116]. Il existe ainsi, un risque élevé de BIE et d'asthme chez les athlètes de haut niveau, que dans la population générale [5, 117-121].

Dans notre étude, nous n'avons pas relevé de symptômes d'asthme chez nos athlètes. Néanmoins, l'exploration fonctionnelle respiratoire a relevé deux cas de chute significative de la CVF (>10%) après 10 minutes de récupération.

Nos résultats se concordent ainsi avec ceux qui ont été consignés par Kippelen P et al, dans leur étude publiée en 2005, dans laquelle ils ont analysé la fonction respiratoire au repos et après un test d'exercice maximal, chez 13 athlètes endurants durant les différentes périodes d'une saison sportive.

Dans cette étude, Kippelen P et al, avaient relevé une diminution légère mais non cliniquement significative de la CVF (-3,5% ; p=0,0001) au cours de la période compétitive. Ce qui ne fournit pas de preuve significative de déficience de la fonction pulmonaire chez les athlètes méditerranéens sains après un an d'entraînement en endurance [122].

L'incidence du BIE est plus que deux fois plus élevée chez les athlètes (11-50%) comparativement à la population générale (4-20%) [123]. Alors que sa prévalence est deux fois plus élevée chez les athlètes des sports d'hiver par rapport à ceux des sports d'été [124].

Langdeau JB avait rapporté, que lors des jeux Olympiques d'été de 1984, Pierson W avait estimé que 11% des athlètes participants avaient de l'AE [125]. D'autres auteurs obtenaient des prévalences similaires d'AE. Brudno et Rupp ont obtenu une prévalence d'AE de l'ordre de 12% lors d'une étude effectuée sur 397 étudiants athlètes, âgés de 12 à 18 ans [126], tandis que Shield et Wand-Dohlman ont identifié une prévalence de l'ordre 20% chez des joueurs de football, âgés de 16 à 18 ans [127]. Ces trois études, suggèrent que le développement de l'AE n'est pas nécessairement dépendant du niveau de compétition des athlètes.

Weiler et al, avaient observé une prévalence plus élevée, d'asthme et/ou de l'utilisation de traitement d'asthme, chez les athlètes américains ayant participé dans divers sports aux Jeux Olympiques, de 22,4% à l'hiver de 1998 par rapport à 16,7% pendant l'été de 1996 [5, 120], tandis que Mannix et al en 1996, avaient rapporté une prévalence d'asthme nettement plus élevée de 35%, chez des patineurs sur glace [128].

Dans l'étude de Kukafka DS et al, faite aux USA auprès de 238 coureurs de niveau scolaire, 24 (10%) avaient un asthme traité et 19 (9%) avaient un BIE après un effort physique [129].

Tikkanen HO et al avaient rapporté 16 cas d'asthme parmi 103 coureurs Finlandais de niveau national, qui parcouraient une distance moyenne de 4140 km par an [130].

Dans une étude scandinave publiée en 1996, faite auprès de 171 skieurs (118 Norvégiens et 53 Suédois), la prévalence des symptômes d'asthme auto-rapportés, de l'HRB et de l'asthme diagnostiqué par un médecin étaient respectivement de 46%, 14% et 12% chez les Norvégiens et de 51%, 43% et 42% chez les Suédois [131].

Larsson K et al en 1993, rapportaient dans leur étude une prévalence plus importante d'asthme et d'HRB chez les skieurs (33 skieurs parmi 42) par rapport à une population témoin [118].

Dans une étude faite en Suisse, 34,6% des joueurs de Hockey sur glace, 20,8% des footballeurs et 16,4% de la population générale avaient une HRB [119].

Holzer K et al, avaient relevé une HBR chez 25 athlètes d'élite en sports d'été parmi 42 qui ont été recrutés depuis des équipes et de centres de médecine du sport en Australie [132].

Les résultats d'une étude plus récente réalisée en France auprès de 39 athlètes d'endurance (29 skieurs et 10 triathlètes) avaient montré que l'HRB a été constatée chez

41% des skieurs et 40% des triathlètes et la limitation des débits respiratoires durant l'exercice a touché 24% des skieurs et 10% des triathlètes [62].

Comme le montre les résultats de l'étude de Michalak T et al, publiée en 2002 : la prévalence d'asthme et d'AIE chez les sportifs de haut niveau variait avec la discipline sportive. En effet, parmi les 530 sportifs étudiés, 78 (14,7%), avaient une histoire d'asthme ou une variabilité de la fonction respiratoire.

La prévalence de l'asthme dans le groupe de skieurs alpins (17,4%) était nettement supérieure à celle des judokas (3,1%). Par ailleurs, les cyclistes avaient une prévalence d'asthme plus élevée (22,5%) que celle des skieurs de fond (13,9%), concernant les disciplines d'endurance. Cependant, pour les disciplines qui exposent au froid, il n'existait pas de différence significative entre le ski alpin et le ski de fond [121].

Les résultats de l'étude menée par Parsons JP et al, avaient montré que 39% des athlètes universitaires avaient un BIE dont 86% n'avaient aucun antécédent d'asthme ou de BIE [133].

Pohjantähti H et al, avaient décelé un BIE chez sept skieurs d'élite sains (35%) et deux témoins (11%) après un test d'exercice physique [134].

Dans une étude récente, Knöpfli BH et al, avaient montré qu'il existe une augmentation significative de la réactivité bronchique au fil des années, chez les triathlètes Suisses de niveau national, qui devient une HRB chez certains d'entre eux après deux ans d'entraînement [135].

La nature asthmogène du cyclisme a été par ailleurs confirmée dans l'une des études de Medelli et al, qui ont montré une prévalence d'asthme de 52% chez des cyclistes routiers professionnels [136].

En Tunisie, la prévalence du BIE a été observée chez 9,8% des 326 athlètes de niveau régional et national participant à l'enquête de Sallaoui R et al [137]. Cependant, cette prévalence était plus élevée chez les athlètes d'élite (13%) [138].

2. Mécanismes de la bronchoconstriction induite par l'effort :

a. Influence de l'hyperventilation :

L'hyperventilation est capable de générer des microlésions des voies aériennes, en produisant un stress et des tensions mécaniques au niveau des membranes basales, de l'épithélium et des capillaires bronchiques.

Potentiellement, les débits d'air élevés associés à l'exercice intense peuvent entraîner la libération de médiateurs par les cellules bronchiques en raison des contraintes mécaniques de cisaillement ou par les changements de l'osmolalité induits par l'évaporation [139]. On a pu montrer à travers l'étude du liquide du LBA d'un modèle animal (le chien) que l'hyperpnée répétitive peut provoquer une inflammation bronchique à éosinophiles associée à des niveaux élevés de prostaglandines et de leucotriènes [140].

En ce qui concerne les mécanismes du remodelage des voies aériennes induit par l'exercice chez les coureurs, nous sommes favorables à l'explication qu'il peut être au moins en partie lié à l'hyperventilation pour des périodes prolongées.

La ventilation mécanique à des volumes courants élevés a été montrée pour causer une inflammation pulmonaire et la libération de cytokines [141]. Un mécanisme similaire pourrait se produire chez les coureurs durant un exercice d'entraînement aigu (intense et bref) ou chronique (prolongé). En effet, la répétition des épisodes de ventilation à haut volumes courants pourrait provoquer des changements cellulaires et biochimiques des voies respiratoires.

On suggérait que l'hyperventilation serait à l'origine d'une augmentation de la perméabilité cellulaire aux ions Na^+, Cl^-, K^+ et Ca^{++}, elle-même responsable de la libération des médiateurs chimiques impliqués dans le déclenchement du processus inflammatoire initial de l'asthme [139].

> **Effets directs :**

La physiopathologie actuelle de l'AIE et du BIE est une synthèse des différentes théories qui se sont succédées depuis les années 70 : principalement les théories thermique et osmotique [142].

✓ **Réchauffement et refroidissement des voies aériennes : Hypothèse thermique :**

Au cours d'un effort, l'air inspiré doit être réchauffé et humidifié dans les voies aériennes avant d'atteindre les alvéoles. Cette humidification se fait au dépend du liquide péri-ciliaire, puis de l'eau intracellulaire (cellules épithéliales), et concerne les 10 à 12 premières générations bronchiques. Lors de l'expiration, l'air humidifié et réchauffé redonne une partie de l'eau aux cellules bronchiques.

La théorie thermique, a été développée à partir de la théorie de refroidissement des voies respiratoires avancée en 1977 par Chen et Horton qui furent les premiers à postuler que l'hyperventilation pourrait induire l'asthme par le refroidissement et la perte de vapeur d'eau des voies aériennes [143].

En effet, cette théorie, considère que le refroidissement des voies aériennes au cours de l'exercice est suivi brutalement par le réchauffement de ces dernières à l'arrêt de l'effort, ce qui entraîne une hyperhémie de la microcirculation bronchique (engorgement vasculaire) responsable d'un œdème et d'un rétrécissement des voies aériennes, et donc d'AIE qui semble être d'autant plus important que le gradient entre la température des voies aériennes pendant et à l'arrêt de l'effort est plus élevée [144].

Toutefois cette théorie ne permet pas d'expliquer la survenue d'un AIE quand l'air inspiré est chaud et humide, ni l'efficacité des bêta 2 mimétiques, ou encore celle des antileucotriènes.

Ce qui a laissé émerger une nouvelle hypothèse : la théorie osmotique.

✓ **Hyperosmolarité : Hypothèse osmotique :**

Anderson et al, furent les premiers à défendre l'hypothèse qu'une hypertonicité du liquide à la surface des voies aériennes serait le stimulus nécessaire pour produire la réaction bronchoconstrictive observée dans l'AE [145].

La perte de vapeur d'eau subite induite par l'effort amènerait une déshydratation transitoire des muqueuses bronchiques, conduisant ainsi à une hyperosmolarité des muqueuses qui aurait pour conséquence d'activer plusieurs types de cellules [153], par le biais du gradient osmotique, à libérer certains médiateurs pro-inflammatoires ou activer les récepteurs cholinergiques [125, 145]. Le résultat serait une constriction des muscles des voies aériennes [63, 142].

Outre les effets bronchoconstricteurs du muscle lisse qui sont amplifiés par la présence d'un œdème bronchique, les effets osmotiques de la déshydratation de la muqueuse augmenteraient le débit sanguin bronchique durant l'exercice [146].

> **Effets indirects : Rôle de l'environnement :**

✓ **Air sec et froid :**

L'hyperventilation au cours d'un exercice en air froid et sec joue un rôle important dans le développement de symptômes bronchiques chez les athlètes [125]. Elle provoque une déshydratation transitoire de la muqueuse bronchique due à un faible contenu de l'air en eau, conduisant à une hyperosmolarité du fluide muqueux du revêtement de la surface des voies aériennes, pouvant endommager les cellules épithéliales bronchiques [142].

Plusieurs études avaient montré qu'il existe une réponse inflammatoire bronchique plus importante lors de l'hyperventilation en air froid et sec [66, 93].

- ✓ **Exposition accrue aux allergènes :**

Les coureurs et les cyclistes sont exposés à plusieurs allergènes polliniques en saison de printemps et d'été [130].

Lorsque les niveaux de ventilation dépassent les 30 l/min environ on assiste à une conversion de la respiration nasale vers une respiration combinée nasale et buccale ce qui entraîne un dépôt plus important d'allergènes et d'autres particules inhalées dans les petites bronches [148].

On a démontré que les symptômes d'asthme pourraient être développés chez les athlètes qui sont exposés d'une façon répétée et considérable aux pollens. Cette relation a été attribuée à un mécanisme IgE dépendant [125]. Cependant, on distingue peu de données publiées à propos de la contribution des allergènes dans le développement de l'HRB chez la population athlétique comme telle.

Kaelin et Brändli avaient rapporté, dans leur étude effectuée auprès de 1530 athlètes Suisses de niveau national et international, une corrélation significative entre l'état d'atopie et les symptômes respiratoires. Parmi les répondants, l'analyse d'un sous-groupe de 104 athlètes a permis d'observer une corrélation entre le nombre de réponses positives aux tests d'allergie et la diminution du VEMS après l'effort [149].

Helenius et al, avaient relevé également une incidence élevée d'atopie chez les athlètes [148].

Selon les résultats de Sallaoui R et al, 26,9% (88/326) des athlètes étaient atopiques selon les résultats des prick-tests, dont 20 avaient un BIE [137].

- ✓ **Exposition accrue aux polluants :**

Il est vraisemblable que les nuisances de la pollution atmosphérique soient plus délétères chez le sportif que chez le non-sportif du fait de l'hyperventilation induite par l'activité physique de haut niveau.

La qualité de l'air inhalée par les athlètes durant l'entraînement à l'extérieur ou même au repos contribue au développement de l'HRB. En effet, une relation a été constatée entre l'exposition aux polluants comme l'ozone (O_3), le dioxyde de soufre

(SO_2), le dioxyde d'azote (NO_2), l'exercice et le développement de symptômes respiratoires [125].

De même, l'AE était deux fois plus fréquent dans les villes déclarées « polluées » que dans les villes identifiées comme « non polluées » [150].

Pour les athlètes qui sont amenés à pratiquer leur discipline sportive à l'intérieur d'arénas, une exposition à divers contaminants tels le monoxide de carbone (CO), l'oxyde nitrique (NO), le dioxyde d'azote (NO_2) et une variété de composés organiques volatils pourrait contribuer à certains problèmes respiratoires, dont l'HRB [151].

Les études avaient démontré que l'exposition aux polluants au cours de l'exercice entraînerait une augmentation significative de la bronchoconstriction et de la réduction des débits ventilatoires lorsqu'on les comparait avec l'exposition à la pollution au repos [6, 152].

✓ **Exposition au chlore : cas particulier des nageurs :**

Des prévalences anormalement élevées d'HRB et d'inflammation des voies aériennes ont été notées chez les nageurs [37].

Les études avaient montré que les nageurs sont chroniquement exposés à certains composés chimiques utilisés comme désinfectants des eaux de piscine.
Ces désinfectants contenaient du chlore et ses dérivés (chloramines et chloroforme), qui irritaient les bronches, et entraînaient une inflammation et un œdème des muqueuses [153].

Durant l'entraînement et les compétitions les nageurs hautement entraînés inhalaient de larges quantités d'air qui flottait juste au-dessus de la surface de l'eau, et aspiraient éventuellement de l'eau contaminée dans la trachée et les bronches. La recherche a montré que, pendant une période de 2 heures d'entraînement, un nageur peut être exposé à une quantité de chlore qui dépasse les recommandations américaines de l'exposition pendant 8 heures de travail [154].

b. Autres mécanismes :

D'autres mécanismes pourraient être impliqués dans la physiopathologie de l'AIE notamment :

✓ Les modifications du système immunitaire avec prédisposition aux infections répétées des voies respiratoires inférieures et supérieures [125].

✓ Des mécanismes neuro-humoraux impliquant l'hypertonie parasympathique [155].

✓ Un remodelage des voies aériennes avec des modifications structurales, et notamment l'épaississement de la membrane basale, qui rend la réhydratation plus lente et contribue à un rétrécissement permanent des bronches [6].

3. Facteurs influençant l'évaluation du BIE :

Le diagnostic du bronchospasme induit par l'exercice n'est pas simple. Il peut être diagnostiqué soit, à partir d'un questionnaire faisant état des symptômes éventuels et les antécédents familiaux du sportif, soit sur la base des tests spirométriques suite à une provocation bronchique induite par l'exercice, soit par questionnaire et tests spirométriques [145, 156, 157].

L'identification d'un BIE variait alors en fonction de la technique de l'évaluation et des caractéristiques de l'exercice musculaire.

a. Techniques de l'évaluation du BIE :

Pour l'évaluation du BIE, l'exploration fonctionnelle respiratoire de repos peut se trouver prise en défaut du fait de l'extrême variabilité de l'asthme tant au niveau de l'intensité de sa symptomatologie que sa survenue dans le temps. Tout dépend de l'état des bronches au moment où on effectue l'évaluation de la fonction ventilatoire. A titre d'exemple, lors d'une étude pratiquée chez des cyclistes professionnels, à l'exception des courbes débits volumes concaves observées chez 32 % des sujets, les critères chiffrés exigibles n'étaient remplis chez aucun cycliste alors que 72 % présentaient une symptomatologie fonctionnelle et 52% un test positif à la métacholine [136].

Si l'exploration fonctionnelle respiratoire de repos n'est pas concluante pour établir le diagnostic, la mise en évidence du bronchospasme par des exercices codifiés est l'étape suivante que nous avons entreprise dans notre étude (test d'exercice musculaire sub-maximal à 80% de la VMA).

Initialement, l'évaluation de l'asthme était contrôlée dans les conditions de laboratoire, loin de l'environnement des terrains et de la spécificité des disciplines sportives. Actuellement, pour diagnostiquer l'asthme chez les sportifs de haut niveau, l'utilisation de tests d'effort sur le terrain en relation avec la discipline sportive et les conditions environnementales naturelles est de plus en plus admise du fait de leur sensibilité et de leur spécificité [158].

b. Caractéristiques de l'exercice :

La durée et l'intensité du test d'exercice sont aussi des critères qui entrent en ligne de compte dans l'évaluation du bronchospasme. En effet, certains auteurs [7] ont suggéré qu'un test d'exercice de 6 à 8 minutes réalisé dans les conditions de laboratoire à 85% de la fréquence cardiaque maximale théorique serait suffisant pour induire un BIE. Par contre, d'autres auteurs ont rapporté que des tests d'exercice en rampe de courte durée et d'intensité maximale pourraient aussi provoquer le BIE [128].

Conclusion

La forte sollicitation du système respiratoire comme adaptation à l'exercice à haute intensité pourrait possiblement induire ou promouvoir une inflammation des voies aériennes soit par hyperventilation ou par pénétration accrue des voies aériennes par divers allergènes ou polluants.

Les raisons pouvant expliquer une telle augmentation de l'incidence des maladies respiratoires chez la population athlétique restent toutefois inconnues.

Afin d'étudier le phénomène de l'inflammation bronchique chez les athlètes d'endurance qui constituent une population à haut risque d'asthme et de BIE, nous avons mené une étude longitudinale, auprès de coureurs volontaires recrutés du club athlétique de Sousse. Cette étude a été basée sur l'exploration fonctionnelle respiratoire et le dosage des cellules et des médiateurs de l'inflammation bronchique dans l'expectoration induite après un test d'exercice physique durant différentes périodes de l'année sportive.

Au terme de notre étude, nous avons relevé les résultats suivants :

- Une augmentation significative des cellules inflammatoires (macrophages et neutrophiles) et de certains médiateurs de l'inflammation notamment, l'histamine, les LTE4, les LTB4 et l'IL8, au niveau des bronches pendant la période compétitive.
- Une chute supérieure à 10% de la CVF, à 10 minutes après le test d'effort, dans deux cas seulement. Cependant aucun coureur ne se plaignait de symptômes d'AIE.
- Une chute plus élevée du VEMS et de la CVF pendant les périodes précompétitives et compétitives par rapport à celle de repos.
- Une corrélation positive significative entre la chute du VEMS et l'augmentation des concentrations des LTE4, de l'histamine et de l'IL8.

Notre étude a permis de confirmer le faible risque de BIE chez les athlètes de niveau régional.

L'inflammation bronchique qu'on a mise en évidence chez notre population d'étude, peut témoigner alors d'une réponse adaptative à l'exercice chronique, plutôt qu'une altération de l'épithélium bronchique.

En effet, contrairement aux réactions inflammatoires exagérées et parfois incontrôlables rencontrées en particulier au cours de l'asthme et des affections septiques notamment des voies aériennes, l'exercice intense provoque une réponse inflammatoire de nature subclinique qui paraît faciliter le processus de réparation des lésions tissulaires bronchiques et qui permettrait par conséquent de moduler la réactivité bronchique chez les coureurs de fond : c'est le concept de « l'inflammation limitée », qui a été développé à l'origine pour décrire les effets pro-inflammatoires systémiques de bas grade de l'exercice d'endurance, et qui semble être également applicable aux voies respiratoires [6].

Quoiqu'il soit évident que les médiateurs de l'inflammation bronchique sont importants dans la survenue du BIE chez les asthmatiques, leur rôle dans la pathogenèse du BIE chez les non asthmatiques demeure inconnu.

Les conséquences à long terme de l'exercice intense ou des conditions environnementales extrêmes sur le système respiratoire sont encore incertaines.

D'autres études sont nécessaires pour comparer la relation entre l'inflammation bronchique et le BIE chez les athlètes et des témoins non asthmatiques.

Bibliographie

1. **Vuori IM.** Dose-response of physical activity and low back pain, osteoarthritis, and osteoporosis. Med Sci Sports Exerc 2001; 33 : 551–586.

2. **Berlin J, Colditz G.** A meta-analysis of physical activity in the prevention of coronary heart disease. Am J Epidemiol 1990 ; 132 : 612–628.

3. **Rong C, Bei H, Yun W, Mingwu Z.** Lung function and cytocine levels in professional athletes. J Asthma 2008 ; 45 : 343–348.

4. **Hoffman-Goetz L, Pedersen BK.** Exercise and the immune system : a model of the stress response? Immunol Today 1994 ; 15 : 382-387.

5. **Weiler JM, Ryan 3rd EJ.** Asthma in United States olympic athletes who participated in the 1998 olympic winter games. J Allergy Clin Immunol 2000 ; 106 : 267–71.

6. **McKune AJ, Smith LL.** Airway inflammatory and atopy-related responses in athletes. SAJSM 2006 ; 18 : 46-51.

7. **Karila C.** Asthme induit par l'exercice. Dans Dutau G. Actualités en pneumologie et en allergologie. Paris : Elsevier éditions, 2002, p38-43.

8. **American Thoracic Society, American College of Chest Physicians.** Statement on cardiopulmonary exercise testing, *Am. J. Respir. Crit. Care Med.* 2003 ; 167 : 211–277.

9. **Morton RH, Fitz-Clarke JR, Banister EW.** Modelling human performance in running. *J. Appl. Physiol.* 1990 ; 69 : 1171–77.

10. **Paggiaro PL, Chanez P, Holz O, Ind PW, Djukanovic' R, Maestrelli P, Sterk PJ.** Sputum induction. Eur Respir J 2002; 20: 3–8.

11. **Pavord ID, Pizzichini MMM, Pizzichini E, Hargreave FE.** The use of induced sputum to investigate airway inflammation. Thorax 1997; 52 : 498–501.

12. **Fahy JV, Liu J, Wong H, Boushey HA.** Cellular and biochemical analysis of induced sputum from asthmatic and from healthy subjects. Am Rev Respir Dis 1993 ; 147: 1126–31.

13. **Louis R, Shute J, Goldring K, Perks B, Lau LCK, Radermecker M, Djukanovic R.** The effect of processing on inflammatory markers in induced sputum. Eur Respir J 1999; 13: 660-667.

14. **Jamet A, Botturi K, Diquet B, Mollimard M.** Histamine : le rôle du médiateur. Rev Fr Allergol Immunol Clin 2006 ; 46 : 474-479.

15. **Grimfeld A, Just J.** Les antileucotriènes. Rev Fr Allergol Immunol Clin 2002 ; 42 : 50-6.

16. **Borish L, Rosenwasser LJ.** Update on cytokines. J Allergy Clin Immunol 1996 ; 97 : 719-34.

17. **Nieman DC.** Exercise effects on systemic immunity. Immunol Cell Biol 2000 ; 78 : 496-501.

18. **Astoul P.** ATS 2003 : Quoi de neuf en endoscopie bronchique, endoscopie diagnostique, endoscopie thérapeutique ? Rev Mal Respir 2003 ; 20 : 6S81-85.

19. **Pin I, Gibson PG, Kolendowicz R, Girgis-Gabardo A, Denburg JA, Hargreave FE, Dolovich J.** Use of induced sputum cell counts to investigate airway inflammation in asthma. Thorax 1992 ; 47 : 25-29.

20. **Grootendorst DC, Sont JK, Willems LNA, Kluin-Nelemans JC, Van Krieken JHJM, Veselic-Charvat M, Sterk PJ.** Comparison of inflammatory cell counts in asthma: induced sputum vs bronchoalveolar lavage and bronchial biopsies. Clin Exp Allergy 1997 ; 27 : 769-779.

21. **Djukanovic' R, Sterk PJ, Fahy JV, Hargreave FE.** Standardised methodology of sputum induction and processing. Eur Respir J 2002; 20 : 1–2.

22. **Fahy JV, Liu J, Wong H, Boushey HA.** Analysis of cellular and biochemical constituents of induced sputum after allergen challenge : a method for studying allergic airway inflammation. J Allergy Clin Immunol 1994 ; 93 : 1031-39.

23. **Maestrelli P, Saetta M, Di Stefano A, et al.** Comparison of leukocyte counts in sputum, bronchial biopsies, and bronchoalveolar lavage. Am J Respir Crit Care Med 1995 ; 152 : 1926-31.

24. **Keatings VM, Evans DJ, O'Connor BJ, Barnes PJ.** Cellular profiles in asthmatic airways : a comparison of induced sputum, bronchial washings, and bronchoalveolar lavage fluid. Thorax 1997; 52 : 372–374.

25. **Popov TA, Pizzichini MMM, Pizzichini E, Kolendowicz R, Punthakee Z, Dolovich J, Hargreave FE.** Some technical factors influencing the induction of sputum for cell analysis. Eur Respir J 1995;8:559-565.

26. **Sood N, Bennett WD, Zeman K, Brown J, Foy C, Boucher RC, Knowles MR.** Increasing concentration of inhaled saline with or without amiloride : effect on mucociliary clearance in normal subjects. Am J Respir Crit Care Med. 2003 ; 167 : 158-63.

27. **Metso T, Haahtela T, Sevéus L.** Identification of intracellular markers in induced sputum and bronchoalveolar lavage samples in patients with respiratory disorders and healthy persons. Respir Med. 2002 ; 96 : 918-26.

28. **Chang AB, Hills Y, Harrhy VA, Hills BA.** Agreement in surfactant measurements of sputum induced with hypertonic and normal saline. Respirology 2003 ; 8 : 41-44.

29. **Bacci E, Cianchetti S, Ruocco L, et al.** Comparison between eosinophilic markers in induced sputum and blood in asthmatic patients. Clin Exp Allergy 1998; 28: 1237–1243.

30. **Bacci E, Cianchetti S, Paggiaro PL, Carnevali S, Bancalari L, Dente FL, et al.** Comparison between hypertonic and isotonic saline-induced sputum in the evaluation of airway inflammation in subjects with moderate asthma. Clin Exp Allergy 1996; 26 : 1395-1400.

31. **Bacci E, Bartoli ML, Carnevali S, et al.** Eosinophil cationic protein (ECP) and histamine levels in induced sputum are not affected by hypertonic saline inhalation. Eur Respir J 1999 ; 14: 24.

32. **Nightingale JA, Rogers DF, Barnes PJ.** Effect of repeated sputum induction on cell counts in normal volunteers. Thorax 1998 ; 53 : 87-90.

33. **Holz O, Richter K, Jörres RA, Speckin P, Mücke M, Magnussen H.** Changes in sputum composition between two inductions performed on consecutive days. Thorax 1998 ; 53 : 83-86.

34. **Holz O, Jörres RA, Koschyk S, Speckin P, Welker L, Magnussen H.** Changes in sputum composition during sputum induction in healthy and asthmatic subjects. Clin Exp Allergy 1998; 28 : 284-292.

35. **Gershman NH, Liu H, Wong H, Liu JT, Fahy JV.** Fractional analysis of sequential induced sputum samples during sputum induction: evidence that different lung compartments are samples at different time points. J Allergy Clin Immunol 1999; 104: 322-328.

36. **Purokivi M, Randell J, Hirvonen MR, Tukiainen H.** Reproducibility of measurements of exhaled NO, and cell count and cytokine concentrations in induced sputum. Eur Respir J 2000 ; 16 : 242–246.

37. **Helenius I, Rytilä P, Metso T, Haahtela T, Venge P, Tikkanen HO.** Respiratory symptoms, bronchial responsiveness and cellular characteristics of induced sputum in elite swimmers. Allergy 1998; 53 : 346-352.

38. **Spanevello A, Migliori GB, Sharara A, et al.** Induced sputum to assess airway inflammation : a study of reproducibility. Clin Exp Allergy 1997 ; 27 : 1138-44.

39. **Pizzichini E, Pizzichini MMM, Efthimiadis A, Hargreave FE, Dolovich J.** Measurements of inflammatory indices in induced sputum: effects of selection of sputum to minimize salivary contamination. Eur Respir J 1996 ; 9 : 1174-1180.

40. **Efthimiadis A, Hussack P, Weston S.** Induced sputum : effect of filtration on the total and differential cell counts. Am J Respir Crit Care Med 2000 (abstract).

41. **Sharma S, Khanna G.** Non invasive monitoring of airway inflammation. Indian J Allergy Asthma Immunol 2001 ; 15 : 75-86.

42. **Kips JC, Fahy JV, Hargreave FE, Ind PW, in't Veen JCCM.** Methods for sputum induction and analysis of induced sputum: a method for assessing airway inflammation in asthma. Eur Respir J 1998;11:Suppl. 26; 9s-12s.

43. **Louis R, Bettiol J, Cataldo D, Bureau F, Seumois G, Radermecker M, et al.** Intérêt des expectorations induites dans l'exploration de l'asthme. Rev Mal Respir 2003 ; 20 : 215-223.

44. **Louis R, Shute J, Goldring K, Perks B, Lau L, Radermecker M, Djukanovic R** : The effect of processing on inflammatory markers in induced sputum. Eur Respir J 1999 ; 13 : 660-7.

45. **Efthimiadis A, Pizzichini MMM, Pizzichini E, Dolovich J, Hargreave FE.** Induced sputum cell and fluid-phase indices of inflammation: comparison of treatment with dithiothreitol vs phosphate-buffered saline. Eur Respir J 1997; 10: 1336–1340.

46. **Cleland WW.** Dithiotreitol, a new protective reagent for SH groups. Biochemistry 1964;3:480-482.

47. **Hammerschlag MR, Harding L, Macone A, Smith AL, Goldmann DA.** Bacteriology of sputum in cystic fi brosis: Evaluation of dithiothreitol as a mucolytic agent. J Clin Microbiol 1980 ; 11 : 552-557.

48. **Foresi A, Leone C, Pelucchi A, Mastropasqua B, Chetta A, D'Ippolito R, et al.** Eosinophils, mast cells, and basophils in induced sputum from patients with seasonal allergic rhinitis and perennial asthma: Relationship to metacholine responsiveness. J Allergy Clin Immunol 1997 ; 100 : 58-64.

49. **Keatings VM, Barnes PJ.** Granulocyte activation markers in induced sputum: comparison between chronic obstructive pulmonary disease, asthma, and normal subjects. Am J Respir Crit Care Med 1997 ; 155 : 449-453.

50. **Popov T, Gottschalk R, Kolendowicz R, Dolovich J, Powers P, Hargreave FE.** The evaluation of a cell dispersion method of sputum examination. Clin Exp Allergy 1994 ; 24 : 778-783.

51. **Grebski E, Peterson C, Medici TC.** Effect of physical and chemical methods of homogenisation on inflammatory mediators in sputa of asthmatics. Am Rev Respir Crit Care Med 1998 ; 159 : A847.

52. **Stockley RA, Bayley DL.** Validation of assays for inflammatory mediators in induced sputum. Eur Respir J 2000 ; 15 : 778-781.

53. **Ward R, Woltmann G, Wardlaw AJ, Pavord ID.** Between-observer repeatability of sputum differential cell counts. Influence of cell viability and squamous cell contamination. Clin Exp Allergy 1999; 29: 248–252.

54. **Kelly MM, Keatings V, Leigh R, Peterson C, Shute J, Venge P, Djukanovi R.** Analysis of fluid phase mediators. Eur Respir J 2002; 20 : 24-39.

55. **Hashimoto S, Matsumoto K, Gon Y, Nakayama T, Takeshita I, Horie T.** Hyperosmolarity-induced Interleukin-8 Expression in Human Bronchial Epithelial Cells through p38 Mitogen-activated Protein Kinase. Am J Respir Crit Care Med 1999 ; 159 : 634–640.

56. **Belda J, Leigh R, Parameswaran K, O'byrne PM, Sears MR, Hargreave FE.** Induced Sputum Cell Counts in Healthy Adults. Am J Respir Crit Care Med 2000 ; 161 : 475–478.

57. **Hallstrand TS, Moody MW, Wurfel MM, Schwartz LB, Henderson WR, Aitken ML.** Inflammatory Basis of Exercise-induced Bronchoconstriction. Am J Respir Crit Care Med 2005 ; 172 : 679–686.

58. **Spanevello A, Confalonieri M, Sulotto F, et al.** Induced Sputum Cellularity Reference Values and Distribution in Normal Volunteers. Am J Respir Crit Care Med 2000 ; 162 : 1172–74.

59. **Bougault V, Turmel J, St-Laurent J, Bertrand M, Boulet LP.** Asthma, airway inflammation and epithelial damage in swimmers and cold-air athletes. Eur Respir J 2009; 33: 740–746.

60. **Scichilone N, Morici G, Zangla D, Chimenti L, Davì E, Reitano S, et al.** Effects of exercise training on airway responsiveness and airway cells in healthy subjects. J Appl Physiol 2010 ; 109 : 288–294.

61. **Bonsignore MR, Morici G, Riccobono L, Insalaco G, Bonanno A, Profita M, et al.** Airway inflammation in nonasthmatic amateur runners. Am J Physiol Lung Cell Mol Physiol. 2001 ; 281: 668-676.

62. **Vergès S, Devouassoux G, Flore P, Rossini E, Fior-Gozlan M, Levy P, Wuyam B.** Bronchial Hyperresponsiveness, Airway Inflammation, and Airflow Limitation in Endurance Athletes. *Chest.* 2005 ; 127 : 1935-1941.

63. **Bonsignore MR, Morici G, Vignola AM, et al.** Increased airway inflammatory cells in endurance athletes: what do they mean? Clin Exp Allergy 2003; 33:14–21.

64. **Metso T, Rytila P, Peterson C, et al.** Granulocyte markers in induced sputum in patients with respiratory disorders and healthy persons obtained by two sputum-processing methods. Respir Med 2001; 95:48–55.

65. **Lumme A, Haahtela T, Ounap J, et al.** Airway inflammation, bronchial hyperresponsiveness and asthma in elite ice hockey players. Eur Respir J 2003; 22: 113–117.

66. **Sue-Chu M, Larsson L, Moen T, et al.** Bronchoscopy and bronchoalveolar lavage findings in cross-country skiers with and without "ski asthma." Eur Respir J 1999; 13: 626–632.

67. **Karjalainen EM, Laitinen A, Sue-Chu M, Altraja A, Bjermer L, Laitinen LA.** Evidence of Airway Inflammation and Remodeling in Ski Athletes with and without Bronchial Hyperresponsiveness to Methacholine. Am. J. Respir. Crit. Care Med. 2000 ; 161 : 2086-91.

68. **Hopkins SR, Schoene RB, Henderson WR, Spragg RG, Martin TR; West JB.** Intense exercise impairs the integrity of the pulmonary blood-gas barrier in elite athletes. Am J Respir Crit Care Med. 1997 ; 155 : 1090-4.

69. **Ingenito EP, Pliss LB, Ingram RH Jr, Pichurko BM.** Bronchoalveolar lavage cell and mediator responses to hyperpnea-induced bronchoconstriction in the guinea pig. Am Rev Respir Dis 1990 ; 141 : 1162–66.

70. Omori C, Tagari P, Freed AN. Eicosanoids modulate hyperpnea-induced bronchoconstriction in canine peripheral airways. J Appl Physiol 1996 ; 81 : 1255–63.

71. Pliss LB, Ingenito EP, Ingram RH Jr, Pichurko B. Assessment of bronchoalveolar cell and mediator response to isocapnic hyperpnea in asthma. Am Rev Respir Dis 1990 ; 142:73–78.

72. Freed AN, Omori C, Schofield BH, Mitzner W. Dry air-induced mucosal cell injury and bronchovascular leakage in canine peripheral airways. Am J Respir Cell Mol Biol 1994 ; 11 : 724–732.

73. Moodley YP, Krishnan V, and Lalloo UG. Neutrophils in induced sputum arise from central airways. Eur Respir J 2000 ; 15: 36–40.

74. Pedersen BK, Hoffman-Goetz L. Exercise and the Immune System: Regulation, Integration, and Adaptation. Physiological Reviews 2000 ; 80 : 1055 – 81.

75. Wetter TJ, Xiang Z, Sonetti DA, Haverkamp HC, Rice AJ, Abbasi AA, et al. Role of lung inflammatory mediators as a cause of exercise-induced arterial hypoxemia in young athletes. J Appl Physiol 2002 ; 93: 116–126.

76. Broide DH, Eisman S, Ramsdell JW, Ferguson P, Schwartz LB, Wasserman SI. Airway levels of mast cell-derived mediators in exercise-induced asthma. Am Rev Respir Dis 1990 ; 141: 563-8.

77. Alton EWFW, Norris AA. Chloride transport and the actions of nedocromil sodium and cromolyn sodium in asthma. J Allergy Clin Immunol 1996 ; 98: 102–105.

78. Brightling CE, Ward R, Woltmann G, Bradding P, Sheller JR, Dworski R, and Pavord ID. Induced sputum inflammatory mediator concentrations in eosinophilic bronchitis and asthma. Am J Respir Crit Care Med 2000 ; 162 : 878–882.

79. Alexis NE, Hu SC, Zeman K, Alter T, Bennett WD. Induced sputum derives from the central airways: confirmation using a radiolabeled aerosol bolus delivery technique. Am J Respir Crit Care Med 2001 ; 164 : 1964–1970.

80. **Crimi E, Balbo A, Milanese M, Miadonna A, Rossi GA, Brusasco V.** Airway inflammation and occurrence of delayed bronchoconstriction in exercise-induced asthma. Am Rev Respir Dis 1992 ; 146 : 507–512.

81. **Anderson SD, Brannan JD.** Exercise-induced asthma: is there still a case for histamine? J Allergy Clin Immunol 2002 ; 109 :771–773.

82. **Kinney PL, Nilsen DM, Lippman M, Brescia T, Gordon T, McGovern H.** Biomarkers of lung inflammation in recreational joggers exposed to ozone. Am. J. Respir. Crit. Care Med. 1996 ; 154 : 1430–1435.

83. **Bury TB, Corhay JL, Radermecker MF.** Histamine-induced inhibition on neutrophil chemotaxis and T-lymphocyte proliferation in man. Allergy 1992 ; 47 : 624–629.

84. **Parsons JP, Baran CP, Phillips G, Jarjoura D, Kaeding C, Bringardner B, et al.** Airway Inflammation in Exercise-Induced Bronchospasm Occurring in Athletes Without Asthma. Journal of Asthma 2008 ; 45 : 363–367.

85. **Nieman DC.** Immune response to heavy exertion. J Appl Physiol 1997 ; 82: 1385-1394.

86. **Ostrowski K, Rohde T, Asp S, Schjerling P, Pedersen BK.** The cytokine balance and strenuous exercise : TNF-alpha, IL-2beta, IL-6, IL-1ra, sTNF-r1, sTNF-r2, and IL-10. J Physiol (Lond) 1999 ; 515: 287–291.

87. **Ostrowski K, Hermann C, Bangash A, Schjerling P, Nielsen JN, Pedersen BK.** A trauma-like elevation in plasma cytokines in humans in response to treadmill running. J Physiol (Lond) 1998 ; 508: 949 –953.

88. **Shah A, Church MK, Holgate ST.** Tumour necrosis factor alpha: a potential mediator of asthma. Clin Exp Allergy 1995; 25: 1038-1044.

89. **Thomas PS, Yates DH, Barnes PJ.** Tumor necrosis factor-alpha increases airway responsiveness and sputum neutrophilia in normal human subjects. Am J Resp Crit Care Med 1995 ; 152 : 76-80.

90. **Kampf C, Relova AJ, Sandler S, Roomans GM.** Effects of TNF-a, IFN-c and IL-b on normal human bronchial epithelial cells. Eur Respir J 1999; 14: 84-91.

91. **Larsson K, Tornling G, Gavhed D, Müller-Suur C, Palmberg L.** Inhalation of cold air increases the number of inflammatory cells in the lungs in healthy subjects. Eur Respir J 1998 ; 12 : 825–830.

92. **Mickleborough TD, Lindley MR, Ionescu AA, Fly AD.** Protective Effect of Fish Oil Supplementation on Exercise-Induced Bronchoconstriction in Asthma. Chest 2006 ; 129 : 39–49.

93. **Davis MS, Malayer JR, Vandeventer L, Royer CM, McKenzie EC, Williamson KK.** Cold weather exercise and airway cytokine expression. J Appl Physiol 2005; 98: 2132-36.

94. **Davies RJ, Wang JH, Trigg CJ, Devalia JL.** Expression of granulocyte/macrophage-colony-stimulating factor, interleukin-8 and RANTES in the bronchial epithelium of mild asthmatics is down-regulated by inhaled beclomethasone dipropionate. Int Arch Allergy Immunol 1995 ; 107: 428–9.

95. **Hashimoto S, Gon Y, Matsumoto K, Takeshita I, Marioka S, Horie T.** Inhalant corticosteroids inhibit hyperosmolarity-induced, and cooling and rewarming-induced interleukin-8 and RANTES production by human bronchial epithelial cells. Am J Respir Crit Care Med 2000 ; 162 : 1075-80.

96. **Chimenti L, Morici G, Paternò A, Santagata R, Bonanno A, Profita M, et al.** Bronchial epithelial damage after a half-marathon in nonasthmatic amateur runners. *Am J Physiol Lung Cell Mol Physiol.*2010; 298: 857-862.

97. **Devlin RB, McDonnell WF, Mann R, Becker S, House DE, Schreinemachers D et al.** Exposure of humans to ambient ozone for 6,6 hours causes cellular and biochemical changes in the lung. Am. J. Respir. Cell Mol. Biol. 1991 ; 4 : 72–81.

98. **Smith CM, Christie PE, Hawksworth RJ, Thien F, Lee TH.** Urinary leukotriene E4 levels after allergen and exercise challenge in bronchial asthma. Am Rev Respir Dis 1991 ; 144 : 1411–13.

99. **Reiss TF, Hill JB, Harman E, Zhang J, Tanaka WK, Bronsky E, et al.** Increased urinary excretion of LTE 4 after exercise and attenuation of exercise-induced bronchospasm by montelukast, a cysteinyl leukotriene receptor antagonist. Thorax 1997 ; 52 : 1030–1035.

100. **Mickleborough TD, Murray RL, Ionescu AA, Lindley MR.** Fish oil supplementation reduces severity of exercise-induced bronchoconstriction in elite athletes. Am J Respir Crit Care Med 2003 ; 168 : 1181–1189.

101. **O'Sullivan S, Roquet A, Dahlen B, Larsen F, Eklund A, Kumlin M, O'Byrne PM, Dahlen SE.** Evidence for mast cell activation during exercise-induced bronchoconstriction. Eur Respir J 1998 ; 12 : 345–350.

102. **Taylor IK, Wellings R, Taylor GW, Fuller RW.** Urinary leukotriene E 4 excretion in exercise induced asthma. J Appl Physiol 1992 ; 73 : 743–8.

103. **Hartert TV, Dworski RT, Mellen BG, Oates JA, Murray JJ, Sheller JR.** Prostaglandin E2 decreases allergen-stimulated release of prostaglandin D2 in airways of subjects with asthma. Am J Respir Crit Care Med 2000 ; 162 : 637–640.

104. **Holgate ST, Peters-Golden M, Panettieri RA, Henderson WR Jr.** Roles of cysteinyl leukotrienes in airway inflammation, smooth muscle function, and remodeling. J Allergy Clin Immunol 2003; 111 : 18–34.

105. **Wardlaw AJ, Hay H, Cromwell 0, Collins JV, Kay AB.** Leukotrienes, LTC4, and LTB4, in bronchoalveolar lavage in bronchial asthma and other respiratory diseases. J Allergy Clin Immunol 1989 : 84 ; 19-26.

106. **Christie PE, Tagari P, Hutchinson AWF, Black C, Markendorf A, Schmitz-Schumann M et al,** Increased urinary LTE_4 excretion following inhalation of LTC_4 and LTE_4 in asthmatic subjects. Eur. Respir. J. 1994 ; 7 : 907–913.

107. **Woolhouse IS, Bayley DL, Stockley RA.** Sputum chemotactic activity in chronic obstructive pulmonary disease: effect of α_1-antitrypsin deficiency and the role of leukotriene B_4 and interleukin-8. Thorax 2002 ; 57 : 709–714.

108. Davis MS, Freed AN. Repeated hyperventilation causes peripheral airways inflammation, hyperreactivity, and impaired bronchodilation in dogs. Am J Respir Crit Care Med 2001 ; 164 : 785–789.

109. Freed AN, Wang Y, McCulloch S, Myers T, Suzuki R. Mucosal injury and eicosanoid kinetics during hyperventilation-induced bronchoconstriction. J Appl Physiol 1999 ; 87 : 1724–1733.

110. Kryj-Radziszewska E, Windak A, Krzysztoń J. Exercise-induced asthma and bronchospasm. Probl Med Rodz 2010 ; 1 : 57–61.

111. Schwartz LB, Delgado L, Craig T, Bonini S, Carlsen KH, Casale TB, et al. Exercise-induced hypersensitivity syndromes in recreational and competitive athletes : a PRACTALL consensus report (what the general practitioner should know about sports and allergy). Allergy 2008 ; 63: 953–961.

112. Freed AN. Models and mechanisms of exercise-induced asthma. Eur Respir J 1995 ; 8 : 1770-1785.

113. Gotshall RW. Exercise-induced bronchoconstriction. Drugs. 2002;62(12):1725-39.

114. Rasmussen F, Lambrechtsen J, Siersted HC, Hansen NCG. Is low physical fitness a risk factor for the development of asthma? Am J Respir Crit Care Med 1999 ; 159 : 416.

115. Kippelen P, Friemel F, Godard Ph. L'asthme chez l'athlète. Rev Mal Respir 2003 ; 20 : 385-97.

116. Bellon G, Reix P. Asthme et sport de haut niveau. Archives de pédiatrie 2004 ; 11 : 1398–1401.

117. Helenius IJ, Tikkanen HO, Haahtela T. Occurrence of exercise induced bronchospasm in elite runners : dependence on atopy and exposure to cold air and pollen. Br J Sports Med 1998 ; 32 : 125–9.

118. Larsson K, Ohlsén P, Larsson L, Malmberg P, Rydstrom PO, Ulriksen H. High prevalence of asthma in cross country skiers. BMJ 1993 ; 307 : 1326–9.

119. Leuppi JD, KuhnM, Comminot C, et al. High prevalence of bronchial hyperresponsiveness and asthma in ice hockey players. Eur Respir J 1998 ; 12 : 13–16.

120. Weiler JM, Layton T, Hunt M. Asthma in United States Olympic athletes who participated in the 1996 Summer Games. J Allergy Clin Immunol 1998 ; 102 : 722–6.

121. Michalak T, Flore P, Bouvat E, Vergès S, Samuel MJ, Favre-Juvin A. Prévalence de l'asthme chez l'athlète, influence de la discipline sportive et des conditions environnementales. Science & Sports 2002 ; 17 : 278-285.

122. Kippelen P, Caillaud C, Robert E, Connes P, Godard P, Prefaut C. Effect of endurance training on lung function: a one year study. British Journal of Sports Medicine 2005 ; 39 : 617-621.

123. Ünal M, Şahinkaya T, Namarash D, Akkaya V, Kayserilioğlu A. The prevalence of exercise induced bronchoconstriction in athletes. Journal of Sports Science and Medicine 2004 ; 3 : 57-59.

124. Rundell KW, Jenkinson DM. Exercise-induced bronchospasm in the elite athletes. Sports Medicine 2002 ; 32 : 583-600.

125. Langdeau JB, Boulet LP. Prevalence and Mechanisms of Development of Asthma and Airway Hyperresponsiveness in Athletes. Sports Med 2001; 31 : 1-16.

126. Brudno DS, Wagner JM. Rupp NT. Length of postexercise assessrnent in the determination of exercise-induced bronchospasm. Ann. Allergy 1994 ; 73 : 737-231.

127. Sheild S, Wang-Dohlman A. Incidence of exercise-induced bronchospasm in high school football players. J Allergy Clin Immunol 1991 ; 87: 166.

128. Mannix ET, Farber MO, Palange P, Galassetti P, Manfredi F. Exercise-induced asthma in figure skaters. Chest 1996 ; 109 : 312-315.

129. **Kukafka DS, Lang DM, Porter S, Rogers J, Ciccolella D, Polansky M, D'Alonzo GE.** Exercise-induced Bronchospasm in High School Athletes via a Free Running Test : Incidence and Epidemiology. *Chest* 1998 ; 114 ; 1613-1622.

130. **Tikkanen HO, Helenius I.** Asthma in runners. BMJ 1994 ; 309 : 1087.

131. **Sue-Chu M, Larsson L, Bjermer L.** Prevalence of asthma in young cross-country skiers in central Scandinavia : differences between Norway and Sweden. Respiratory Medicine 1996 ; 90 : 99-105.

132. **Holzer K, Anderson SD, Douglass J.** Exercise in elite summer athletes: Challenges for diagnosis. J Allergy Clin Immunol 2002 ; 110 : 374-80.

133. **Parsons JP, Kaeding C, Phillips G, Jarjoura D, Wadley G, Mastronarde JG.** Prevalence of exercise-induced bronchospasm in a cohort of varsity college athletes. Med Sci Sports Exerc. 2007 ;39 : 1487-92.

134. **Pohjantähti H, Laitinen J, Parkkari J.** Exercise-induced bronchospasm among healthy elite cross country skiers and non-athletic students. Scand J Med Sci Sports 2005 : 15 : 324–328.

135. **Knöpfli BH, Luke-Zeitoun M, Von Duvillard SP, Burki A, Bachlechner C, Keller H.** High incidence of exercise-induced bronchoconstriction in triathletes of the Swiss national team. Br J Sports Med 2007 ; 41: 486–491.

136. **Medelli J, Lounana J, Messan F, Menuet JJ, Petitjean M.** Testing of pulmonary function in a professional cycling team. J Sports Med Phys Fitness 2006 ; 46 : 298-306.

137. **Sallaoui R, Chamari K, Mossa A, Tabka Z, Chtara M, Feki Y, Amri M.** Exercise-induced bronchoconstriction and atopy in Tunisian athletes. BMC Pulmonary Medicine 2009 ; 9 : 8.

138. **Sallaoui R, Chamari K, Chtara M, Alaranta A, Manai Y, Ghedira H, Amri M.** Asthma in Tunisian Elite Athletes. Int J Sports Med 2007; 28: 1–5.

139. **Anderson SD, Holzer K.** Exercise-induced asthma: is it the right diagnosis in elite athletes? J Allergy Clin Immunol 2000 ; 106: 419–428.

140. **Davis MS, Freed AN.** Repetitive hyperpnoea causes peripheral airway obstruction and eosinophilia. Eur Respir J 1999 ; 14: 57–62.

141. **Ranieri VM, Suter PM, Tortorella C, De Tullio R, Dayer JM, Brienza A, Bruno F, Slutsky AS.** Effect of mechanical ventilation on inflammatory mediators in patients with acute respiratory distress syndrome: a randomized controlled trial. JAMA 1999 ; 282: 54–61.

142. **Anderson SD. Daviskas E, Biomed ME.** The mechanism of exercise-induced asthma is... J Allergy Clin Immunol 2000 ; 106 : 453-9.

143. **Chen WY, Horton DJ.** Heat and water loss from the airways and exercise-induced asthma. Respiration 1977 ; 34 : 305.

144. **Anderson SD, Kippelen P.** Stimulus and mechanisms of exercise-induced bronchoconstriction. Breathe 2010 ; 7 : 25-33.

145. **Anderson SD.** Is there a unifying hypothesis for exercise-induced asthma? J Allergy Clin Immunol 1984 ; 73 : 660-665.

146. **Domej W, Schwaberger G, Tilz GP, et al.** Prolonged endurance challenge at moderate altitude. Effect on serum eosinophil cationic protein, eosinophil dynamics, and lung function. Chest 2002 ; 121: 1111-16.

147. **Anderson SD, Daviskas E.** The airway microvasculature and exercise-induced asthma. Thorax 1992 ; 47 : 748-52.

148. **Helenius IJ, Tikkanen HO, Haahtela T.** Association between type of training and risk of asthma in athletes. Thorax 1997 ; 52 : 157-160.

149. **Kaelin M, Brändli O.** Exertional asthma in Swiss top-ranking athletes. Schweiz. Med. Wochenschr 1993 ; 123 : 174-182.

150. **Rusznak C, Devalia JL, Davies RJ.** The impact of pollution on allergic disease. Allergy 1994 ; 49 : 21-27.

151. **Pennanen AS, Salonen RO, Alm S, Jantunen MJ, Pesanen P.** Characterization of air quality problems in five Finnish indoor ice arenas. J Air Waste Manag Assoc 1997 ; 47 : 1079- 1086.

152. **Folinsbee LJ, Bedi JF, Horvath SM.** Pulmonary function changes after 1 hour continuous heavy exercise in 0.21 ppm ozone. J Appl Physiol 1984 ; 57: 984-8.

153. **Potts J.** Factors associated with respiratory problems in swimmers. Sports Med 1996 ; 21: 256-61.

154. **Drobnik F, Freixa A, Casan P, Sanchis J, Guardino X.** Assessment of chlorine exposure in swimmers during training. Med Sci Sports Exerc 1996 ; 28: 271-4.

155. **Goldsmith RL, Bigger Jr JT, Steinman RC, et al.** Comparison of 24-hour parasympathetic activity in endurance-trained and untrained young men. J Am Coll Cardiol 1992; 20: 552-8.

156. **Carlsen KH, Anderson SD, Bjermer L, Bonini S, Brusasco V, Canonica W, et al.** Exercise-induced asthma, respiratory and allergic disorders in elite athletes: epidemiology, mechanisms and diagnosis: Part I of the report from the Joint Task Force of the European Respiratory Society (ERS) and the European Academy of Allergy and Clinical Immunology (EAACI) in cooperation with GA^{2}LEN. Allergy 2008: 63: 387–403.

157. **Laitano O, Meyer F.** Exercise-induced asthma: current aspects and recommendations. Rev Bras Med Esporte 2007 ; 13 : 58-61.

158. **Dal U, Erdogan AT, Helvaci I.** A workload equation for a bicycle ergometer is not sufficient to elicit exercise-induced bronchoconstriction in athletes. International Sport Med Journal 2010 ; 11: 226-234.

 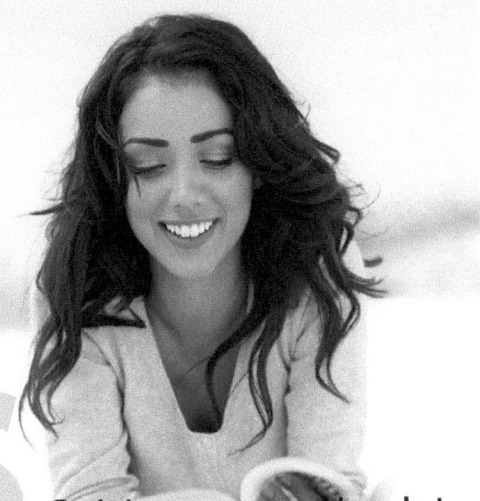

Oui, je veux morebooks!

I want morebooks!

Buy your books fast and straightforward online - at one of the world's fastest growing online book stores! Environmentally sound due to Print-on-Demand technologies.

Buy your books online at
www.get-morebooks.com

Achetez vos livres en ligne, vite et bien, sur l'une des librairies en ligne les plus performantes au monde!
En protégeant nos ressources et notre environnement grâce à l'impression à la demande.

La librairie en ligne pour acheter plus vite
www.morebooks.fr

SIA OmniScriptum Publishing
Brivibas gatve 1 97
LV-103 9 Riga, Latvia
Telefax: +371 68620455

info@omniscriptum.com
www.omniscriptum.com

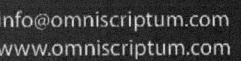 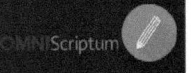

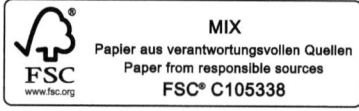

Printed by Books on Demand GmbH, Norderstedt / Germany